家庭必备
儿童意外伤害
防范和急救指南

新世纪儿童医院专家组　主编

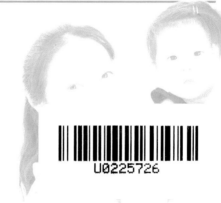

U0225726

中国妇女出版社

图书在版编目（CIP）数据

家庭必备儿童意外伤害防范和急救指南 ／ 新世纪儿
童医院专家组主编. —— 北京 ：中国妇女出版社，2023.1
ISBN 978-7-5127-2170-8

Ⅰ．①家… Ⅱ．①新… Ⅲ．①儿童-伤亡事故-预防
（卫生）-指南②儿童-伤亡事故-急救-指南 Ⅳ.
①R720.597-62

中国版本图书馆CIP数据核字（2022）第180151号

选题策划：王海峰
责任编辑：王海峰
责任印制：李志国

出版发行：中国妇女出版社
地　　址：北京市东城区史家胡同甲24号　　邮政编码：100010
电　　话：（010）65133160（发行部）　　65133161（邮购）
网　　址：www.womenbooks.cn
邮　　箱：zgfncbs@womenbooks.cn
法律顾问：北京市道可特律师事务所
经　　销：各地新华书店
印　　刷：小森印刷（北京）有限公司

开　　本：150mm×215mm　1/16
印　　张：15.25
字　　数：100千字
版　　次：2023年1月第1版　　2023年1月第1次印刷
定　　价：59.80元

如有印装错误，请与发行部联系

目录

➕

PART 4 意外事故发生后的抢救方法

PART 5 儿童汽车安全座椅

PART 1

什么是儿童
意外伤害

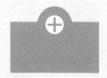

孩子安全、健康、快乐地长大是所有父母共同的心愿，但是"意外伤害"常常成为孩子健康成长的"拦路虎"。

意外伤害一般指外来的、突发的、意料之外的事件或事故对人体造成的损伤，具体包括机械性、物理性、化学性和生物性损伤。《国际疾病分类》第10次修订版（ICD-10）将意外伤害单独列为一类，具体包括交通事故、溺水、窒息、中毒、烧、烫等导致的伤害。

全世界每年有上百万14岁以下的儿童死于意外伤害。在中国意外伤害致死的儿童数约占儿童总死亡数的26%，而且这个数字每年都在增加。让儿童远离意外伤害刻不容缓！

儿童意外伤害的原因

　　一般来讲，意外伤害可分为机械性伤害、物理性伤害、化学性伤害和生物性伤害。具体来讲，导致意外伤害的原因有交通事故、溺水、中毒、跌倒、坠落、烧、烫、窒息、触电等。

各年龄段儿童常见意外伤害或事故

婴儿（0～1岁）

坠落伤、烧伤、烫伤、窒息、交通事故等。

幼儿（1～3岁）

坠落伤、烧伤、烫伤、气管异物、交通事故、中毒、溺水等。

学龄前儿童（3～6岁）

坠落伤、烧伤、烫伤、气管异物、交通事故、中毒、溺水等。

学龄儿童（6～12岁）

交通事故、溺水、运动损伤、切割伤、动物咬伤等。

家庭中易导致儿童意外伤害的危险因素

很多家长认为，伤害多发生在室外，家里是最安全的地方。其实不然，儿童意外伤害往往发生在家中。下面，我们具体看看家庭中易导致儿童意外伤害的危险因素有哪些。

抱着孩子做饭可能导致坠落伤、烧伤、烫伤。

将刚做好的饭、菜、粥、汤等放在孩子可触及的地方，可能导致烫伤。

如果家中桌子上铺有台布，孩子容易抓住台布往下拽，从而可能将桌上的物品拉下，导致伤害。

在家中随意摆放菜刀、剪刀等尖锐物品，可能导致刺伤、割伤。

随意放置洗涤用品、除虫药等，可能导致孩子误服甚至中毒。

浴缸和抽水马桶也可能危及孩子的安全，导致孩子溺水。

浴缸内水过热，可能导致孩子烫伤。

家中地面湿滑容易导致孩子摔伤。

若床、沙发等挨着窗户，窗户没有关好且没有护栏，容易导致孩子因坠落而受伤甚至死亡。

带有尖锐棱角的家具，若没有安装保护设施，容易导致孩子发生磕伤、碰伤等。

新生儿与大人同床，枕头过于蓬松，均容易导致孩子窒息。

孩子床上有塑料袋等柔软物品，可能导致孩子窒息。孩子颈部有挂件（如长命锁等）也可能导致孩子窒息。

孩子熟睡后，家长若离开且没有保护措施，孩子可能发生坠落。

家中若有游泳池或水池且没有安装防护栏，可能导致孩子发生溺水。随意摆放除草剂、除虫剂等，或用饮料瓶存放除草剂、除虫剂等，均可能导致孩子误服甚至中毒。

随意摆放除草用具，可能导致孩子磕伤、割伤等。

未使用防触电保护插座，且将插座放到孩子易触及的地方，容易导致孩子触电。

总之，儿童意外伤害除影响孩子的健康外，还容易致残，甚至危及孩子的生命。意外一旦发生，不仅会给家庭带来灾难，还会给孩子带来生理、心理的双重伤害。实际上，很多伤害是可以避免的，所以家长应提高安全意识，为孩子的健康成长提供安全的环境，尽可能让孩子远离伤害。

PART 2

各年龄段孩子的
安全要点

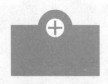

　　不同年龄段的孩子因为生理、心理发育水平处于不同的阶段，所以可能遭遇不同类型的事故而发生不同种类的伤害。

　　在这一部分，我们将总结一下不同年龄段儿童的安全要点，以给家长有针对性的养育指导和建议。

0 ~ 6 个 月 孩 子 的 安 全 要 点

0 ~ 6 个月孩子的动作特点

这个阶段孩子主要的动作特点是睡眠多，会挥舞手，但是拿不掉罩在口、鼻附近的东西。

0 ~ 6 个月孩子的安全要点

防止窒息和气道阻塞。婴儿床上不要放置任何柔软的物品，以防罩住孩子的口、鼻，发生窒息；避免俯卧位睡；与成人分床睡；不要把各种小物件放在婴儿可以拿到的地方；孩子的衣服、被子最好不要有太大的缝隙；经常吐奶的孩子，要防止误吸；为孩子洗澡时，注意防止溺水；等等。

家长要注意

学习气道异物的处理方法、心肺复苏术、预防气道阻塞的方法。

7 ～ 12 个月孩子的安全要点

7 ～ 12 个月孩子的动作特点

这个时期，孩子主要的动作特点有，自己会翻身、会爬，扶物可站立及行走，抓到任何东西都会往嘴里塞。

7 ～ 12 个月孩子的安全要点

防止窒息、气道阻塞、跌倒、坠落等。不要把各种小物件放到婴儿可以够到的地方；不要给婴儿吃硬的块状食品，如蔬菜块、坚果、苹果块、葡萄、葡萄干等；家里的任何药品都要收好；注意玩具安全；等等。

家长要注意

学习气道异物的处理方法、心肺复苏术、跌落伤的处理方法。家居物品要安全摆放。注意预防孩子窒息、气道阻塞、跌倒、坠落、烧伤、烫伤、溺水、中毒等情况。

1 ~ 2 岁孩子的安全要点

1 ~ 2 岁孩子的动作特点

这时，孩子的动作特点是会走、能蹦，但全身平衡能力欠佳，容易摔倒；好奇心强，会随手抓所有够得着的东西，且不管抓到什么东西都会放在嘴里尝一下。这个时期的孩子，需要大人随时保护。

1 ~ 2 岁孩子的安全要点

孩子活动的地面不能有水，否则孩子容易跌倒；一定要让孩子远离各种药品、化学制剂等；孩子手中或身旁水杯中的水温度要合适；热水杯、热水瓶要放在孩子够不着的地方，且不要放在有桌布的桌子上，以避免孩子拉桌布时被热水烫伤；日常要关好厨房门；热锅不要放在地上或孩子够得着的地方；孩子自己若能爬上沙发、凳子、椅子等家具上面，应避免这些家具靠近窗户；日常要关好窗户；为家里的楼梯装上安全设施；家具要牢固，要靠墙而立，最好固定在墙上；家具的棱角要加防护设施；电源插座等要加绝缘罩；防止孩子捡东西吃；孩子吃硬物时，要防止硬物误入气道；等等。

家长要注意

要学会识别玩具的危险因素。注意预防孩子跌倒、烧伤、烫伤、触电、溺水、中毒、遭遇交通事故等。

3～4岁孩子的安全要点

3～4岁孩子的动作特点

这个时期的孩子非常好动，有更加强烈的探索欲望，喜欢各种新奇的事物，但缺乏伤害防范意识。家长要随时注意孩子的情况。

3～4岁孩子的安全要点

这时，孩子喜欢从高处往下跳，要注意安全；开始学习骑儿童自行车、滑旱冰，要十分注意道路安全；喜欢玩发光、发热的东西，因此不要给他玩火柴、打火机，要注意用火安全；喜欢到处翻找东西，可熟练地打开家具的门和抽屉，应收好各种刀具，将其放在孩子拿不到的地方；做饭时，尽量关好厨房门，避免孩子进入；使用食品加工机器时，要有专人看管，不用时断电并收藏好；低矮的家具，有棱角的地方要加防磕碰装置。

家长要注意

一定要注意孩子的玩具是否安全。注意预防孩子割伤、烧伤、烫伤、触电、溺水、中毒、遭遇交通事故等。

5～6岁孩子的安全要点

5～6岁孩子的动作特点

这时，孩子十分热衷户外活动，要注意运动安全、道路安全；喜爱滑冰、奔跑、骑车等，但对速度、方向的判断能力还不十分成熟，很难主动躲避一些障碍；十分乐意模仿其他儿童的行为（如奔跑、玩水等），但相对缺乏安全意识，可以和家长一起学习一些安全知识；身体的协调能力还在发展中，受伤的可能性较之前增大。

5 ～ 6 岁孩子的安全要点

骑儿童自行车、滑轮滑前要戴好头盔等护具，要骑适合身材的车子，且不能单独在马路上骑车。这时，可开始教导孩子遵守交通规则，如告诉孩子不要单独过马路，过马路时要遵守"红灯停，绿灯行"的规则，不要在汽车后面玩耍等。

家长要注意

要特别注意孩子骑行安全、道路交通安全。要注意预防孩子割伤、刺伤、跌落、烧伤、烫伤、溺水等。

PART 3

儿童急救包

　　儿童急救包是配置了急救所需相关医疗用品的装备，以备在遇到突发事件时使用。可根据具体情况酌情调整相关用品，如家庭用、车载用、露营用等。为使急救包真正发挥作用、救人所急，要科学合理地配置、使用急救包。同时，遇到突发事件，要根据需要及时就医，寻求专业治疗。对于急救包中的相关用品，要标注有效期，并定期检查、更换、补充，以确保急救包在应急时能发挥作用。

　　注意！急救包应放在专门的地方，以方便取用，但要避免儿童直接接触。对于外购的急救包，使用前要仔细阅读说明书。急救包最好配备内容清单，日常对于急救包里有什么、各种用品怎么用要十分熟悉。

消毒、清创类用品

酒精

浓度为 75% 的酒精，可用于消毒，比如皮肤消毒、医疗器械消毒等，以及碘酒的脱碘等。其缺点是具有一定的刺激性，不宜用于大创面消毒。

碘伏

碘伏是皮肤消毒剂，烧伤、冻伤、刀伤、擦伤、挫伤等一般外伤，使用碘伏消毒效果很好。由于碘伏是以水为溶媒，因此对皮肤、黏膜、伤口的刺激较轻，适宜外用。

医用棉棒、棉球、纱布

可用于处理伤口。最好独立包装。打开包装后不宜存放过久，更不能重复使用。

医用生理盐水

适用于清洗眼睛、伤口处的污物。比如，伤口处有泥土，可用医用生理盐水清洗。可以备一瓶大一点儿的和几瓶小一点儿的生理盐水。

防水创可贴

可用于处理较浅、整齐、干净、出血不多且不需要缝合的小伤口，可起到暂时止血、保护创面的作用，但是应该注意使用时间不宜过长（5 小时之内）。

无菌敷料

用法同创可贴，在伤口或创面较大时使用。伤口过深或出血过多需及时就医。

三角巾

头部、眼睛、面部受伤时，可用三角巾包扎。三角巾不仅可避免细菌侵入，还能用于固定夹板，悬挂手臂。

绷带

可用于包扎伤口，压迫止血。

体温监测、物理退热类用品

温度计

最好用电子体温计，以避免水银体温计破裂后伤到孩子。

退热贴

可用于处理低热（低于 38.5℃），也可以辅助退热药使用。

冰袋

发热、发生磕碰伤或运动损伤时，用冰袋冷敷扭伤、擦伤部位，可以缓解相关症状。最好购买化学性冰袋。

常用药物

　　以下所列药物系常规家庭儿童急救包必备药物。具体使用时要根据孩子的具体情况、年龄阶段等在医生的指导下使用。

风油精

　　可用于缓解头痛、头晕、蚊虫叮咬相关症状、晕车相关不适、腹痛、瘙痒等，外用涂于相关部位即可。若想用于预防中暑，可涂搽人中，以及太阳穴、印堂穴等部位。

活络油

可用于缓解肌肉酸痛、风湿骨痛、关节痛、蚊虫咬伤、扭伤肿痛、手脚肿痛、腰腿痛、骨刺痛、坐骨神经痛等。本品为外用药，不可内服，更不可触及口腔和眼睛黏膜。

云南白药气雾剂

有活血散瘀、消肿止痛的功效，可用于缓解跌打损伤、瘀血肿痛、肌肉酸痛、风湿性关节痛等。一般使用云南白药气雾剂，一日用 3 ～ 5 次即可。

京万红烫伤药膏

可用于处理中小面积烧烫伤创面。对一般烧伤，清洗创面后，可直接敷药，也可敷一层含药纱布。

布洛芬混悬液、布洛芬混悬滴剂

可用于解热镇痛，请严格参照说明书使用。

对乙酰氨基酚混悬液、对乙酰氨基酚混悬滴剂

可用于解热镇痛，请严格参照说明书使用。

儿童酚麻美敏混悬液

可用于解热镇痛，也可消除鼻部充血，更有止咳、

抗过敏的作用。常用于治疗感冒和上呼吸道过敏，能缓解感冒引起的鼻黏膜肿胀、流涕、流泪、打喷嚏、头痛、咽喉痛、咳嗽等。

常用清热解毒及止咳中成药

可酌情准备 1 ～ 2 种。请注意，最好在医师指导下使用。

口服补液盐（ORS）

可用于脱水时补充水和电解质。

注意！急救包中还应适当配备干净的剪刀、医用胶带、垃圾袋、手电筒、口罩、医用橡胶手套等，以备不时之需。

PART 4

意外事故发生后的抢救方法

　　不难想象，如果能掌握一些抢救方法，一旦孩子遭遇意外，便能第一时间对孩子进行抢救，从而可避免很多意外和悲剧。建议广大家长积极学习家庭急救专业课程。

　　在这一部分，我们简单介绍一下日常生活中最可能用到的几种抢救方法，如心肺复苏术、气管异物抢救法等。

心肺复苏及转运方法

溺水、窒息等伤害有可能造成孩子心跳、呼吸停止，危及孩子生命。有效的心肺复苏能及时挽救孩子的生命。如果有合适的时机，家长应参加针对普通大众的急救培训班，也许有一天能够挽救一条生命。

下面，我们简单了解一下心肺复苏。

什么是心肺复苏

心肺复苏是针对骤停的心脏和呼吸采取的救命技术。

实施心肺复苏是为了恢复患者的自主呼吸和自主循环。当人体发生心跳、呼吸停止时，通过胸外按压、人工呼吸进行抢救，可使新鲜的氧气进入肺里，有助血液有效地在体内流动，从而可将含有氧气的血液输送到大脑、心脏等重要器官，最终促进自主心跳、呼吸恢复。

家长为什么要学习心肺复苏

当危及生命的情况发生时，即使能及时拨打急救电话，急救车、急救员也需要一定时间才能赶到。而对于心跳、呼吸停止的抢救来讲，时间就是生命，每一秒钟都是宝贵的。越早抢救，成功率越高，抢救成功后发生后遗症的概率越低。抢救是需要争分夺秒的，一旦发生意外，及时进行有效施救是最为理想的情况。当孩子发生意外时，常见的情况往往是呼吸先停止，心脏还在跳动。此种情况下，如果及时进行人工呼吸，可能心脏就不会停止跳动，抢救的成功率将大大提高。

什么情况下应该进行心肺复苏

要不要做心肺复苏，应该先评估。一旦孩子发生意外，躺在地上一动不动，可通过以下两步判断是否要为孩子做心肺复苏。

第一步，判断孩子有无意识。大声呼叫孩子，并用手拍他的肩部，可迅速判断孩子意识是否清醒。如果孩子不省人事，进入下一步。

第二步，判断孩子是否有有效呼吸。可观察孩子的胸廓是否有规律的起伏。没有呼吸征象，或很长时间内仅有一次抽泣样呼吸，均可视为没有有效呼吸。

确定孩子没有意识且没有有效呼吸后，可以实施心肺复苏。

当然，最重要的一点是，一旦发现孩子没有意识及有效呼吸时，必须马上打急救电话。

如何进行心肺复苏

下面，我们简单了解一下心肺复苏的基本流程（"C-A-B"原则）。注意，气管异物引起窒息的抢救方法与此不同。

抢救前，把孩子放到硬的平面上。让孩子呈仰卧位，解开其裤带及领扣。

第一步：胸外按压——C

没有经过正规培训的人员，可以仅实施胸外按压。

一、对于小于1岁的婴儿，用双指按压法（食指和中指垂直于胸廓平面）。

按压位置：孩子两乳头连线下一横指中心处。

按压深度：4 厘米或者胸廓高度下陷 1/3 ~ 1/2。

按压频率：大于 100 次 / 分。

二、对于 1 ~ 8 岁的孩子，用单掌按压法（掌根接触胸部，手臂垂直于胸廓平面）。

按压位置：孩子两乳头连线中点处的胸骨下段。

按压深度：4 ~ 5 厘米，或者胸廓高度下陷 1/3 ~ 1/2。

按压频率：大于 100 次 / 分。

三、对于大于 8 岁的孩子，用双掌按压法（两手掌相叠加，即一只手叠加在另一只手的手背上。下面的手掌根接触按压部位，双臂垂直于胸廓平面）。

按压位置：孩子两乳头连线中点处的胸骨下段。

按压深度：5 ~ 6 厘米或者胸廓高度下陷 1/3 ~ 1/2。

按压频率：至少 100 次 / 分。

胸外按压的注意事项：除进行人工呼吸时，尽量不中断按压；按压时手不离开胸部按压位置，压下后应适当抬起，以让胸廓自然复位；按压与抬起时间应相同；每 2～5 分钟酌情换人按压；要保证按压的幅度、频率，不能间断，以保证抢救质量；每一次连续按压不应少于 30 次。

第二步：开放气道——A

这一步的主要目的是保持呼吸畅通。

具体做法是，一手按压孩子额头，另一手轻抬孩子下颌，以开放气道（怀疑颈部有损伤除外）。同时，清理孩子口腔内异物。如果孩子口腔内有呕吐物，可以将其头倾向一侧，以迅速清理呕吐物。

第三步：人工呼吸——B

对于小于 1 岁的孩子，进行口对口鼻人工呼吸。具体做法是，用口罩住孩子的口和鼻吹一口气，保持 1 秒后放开。然后，留出 1 秒便于孩子呼气。之后，再用同样的方法对着孩子的口和鼻吹气。

对于大于 1 岁的孩子，进行口对口人工呼吸。具体做法是，用一只手捏住孩子的鼻子，用口罩住孩子的口，吹一口气，保持 1 秒后放开。然后，留出 1 秒便于孩子呼气。之后，用相同的方法对着孩子吹气。

需要注意的是，吹气前不用深吸气，平静呼吸、吹气即可。若孩子的胸部有明显起伏，说明抢救有效。

最后，要特别注意胸外按压与人工呼吸的比例。

一、单人抢救 30 ∶ 2。即，胸外按压 30 次，开放气道给予人工呼吸 2 次，此为一个循环。

二、双人抢救 15 ∶ 2。即，胸外按压 15 次，开放气道给予人工呼吸 2 次，此为一个循环。

三、如抢救人员未经过专业培训，可以只进行胸外按压。

每做 5 个心肺复苏循环，都要对孩子的意识、呼吸情况进行评估，看看孩子是否恢复了呼吸、意识，看看孩子脸色是否由青紫、苍白转为红润。如果孩子意识恢复、呼吸恢复、面色好转，可以停止心肺复苏，但仍要继续观察孩子（因为孩子仍有可能再次出现呼吸、心跳停止），直至专业人员到来。

心肺复苏后的转运

孩子发生意外之后，经过心肺复苏，即使恢复清醒，也要及时到有监护室的医院进行进一步监护治疗。最好由专业急救人员进行转运。另外，如果孩子处于危险地带，不管急救人员是否到达，应立即将孩子转运至安全地带。

一、如果有担架，最好尽快把担架抬至受伤孩子旁边。

二、如果没有担架，可以用类似门板的结实的硬的平板转运孩子。

三、最好想办法把孩子固定在担架或平板上，以防滑落。

四、把孩子抬上担架时，应一手护住其头颈部，一手托住其腰臀部。若要翻转其身体，应同时翻转其头颈部、腰臀部，以避免身体扭曲造成脊柱、颈椎损伤。

五、转运孩子的过程中，要特别注意，以防发生滑落摔伤孩子。

以上我们初步了解了一些关于心肺复苏的急救常识。如果想更熟练、准确地掌握相关知识，建议大家积极学习家庭急救专业课程，以便发生意外时更为有效地抢救生命。

气管异物抢救方法

　　如果孩子突然有异物呛入气管，会剧烈地咳嗽。这种咳嗽是身体自发的保护性措施，是为了将进入气管的异物排出。发生这样的意外时，家长要先安抚孩子，鼓励他咳嗽。看见孩子口中有明显的异物，可以轻轻帮孩子拿出来。如果异物较深，在孩子口腔里隐约可见，不建议直接抠取异物，否则可能会使异物进入更深。

　　如果气管被完全堵塞，孩子便不能发声、不能咳嗽，面色会变红、变紫、变苍白。此时，不能只是等待专业急救人员，要马上就地抢救。

以下是两种常用的气管异物抢救方法，我们简单了解一下。

海姆立克抢救法

适用于 1 岁以上儿童和成人。以抢救孩子为例，具体做法是：施救者站在或者跪在孩子身后用双臂环住孩子的腰，一手握拳并将拳头的拇指向内置于孩子腹中线肚脐和剑突之间，用另一只手包住拳头，之后用拳头快速向内、向上连续挤压孩子的腹部。在连续受挤压的情况下，孩子可能将异物排出。

拍击背部抢救法

针对小于 1 岁未昏迷的婴儿，可让孩子以俯卧位趴在施救者的腿上（施救者取坐位），调整姿势以让孩子头朝前且略低于身体，用一只手托住孩子的颈部和头部，并用拇指、食指紧紧卡住孩子的下颌以固定好，然后将另外一只手的掌根放在孩子肩胛骨的中间位置给予连续5次有力的拍击。之后，将孩子翻过来，看看其口中有无异物或者异物是否已经排出。此时，可用一只手托住孩子的头部、颈部，用另一只手的两指放在孩子两乳头连线中间向下一横指的地方，连续给予5次按压。

　　5次背部拍击和5次胸部按压是一个循环，可重复该循环直至异物排出。

　　若孩子完全丧失意识，要停止拍击，立刻做心肺复苏。

PART 5

儿童汽车
安全座椅

　　车祸导致的伤害在儿童意外伤害中占有相当大的比例。如果安全带能在车祸中挽救生命，减轻创伤的程度，那么儿童汽车安全座椅则十分有助于儿童乘车安全。

安装儿童汽车安全座椅的必要性

　　汽车上的安全带对于成人是理想的安全防护设施，但安全带对于儿童来说，有时可能是致命的。常用的三点式安全带高度多是不可调节的（部分高档轿车前排安全带的高度可适当调节），且都是根据普通成年人的身高设计的。当汽车发生碰撞、速度迅速降低时，人体会因为巨大的惯性而向前冲。此时，斜跨身体的坚韧安全带可能造成儿童胸部肋骨骨折、窒息甚至颈骨折断。

　　汽车安全气囊对于成人也是很好的安全防护设施之一，但对于儿童是不安全的。汽车安全气囊也是为成人设计的，在撞车瞬间完成充气过程。汽车安全气囊充气的速度非常快，正充气的气囊可能给儿童带来严重的伤害。

儿童汽车安全座椅对孩子而言是最安全的。据相关研究，在汽车上使用儿童专用安全装置可将儿童受伤害比率降低 70% 左右，伤亡比率也会大大降低。其中，儿童汽车安全座椅是最为重要的安全装备。而在现实生活中，我国儿童汽车安全座椅的使用率并不高。

在汽车发生碰撞或突然减速的情况下，儿童汽车安全座椅可以减少对儿童的冲击力，并且能限制儿童的身体移动，从而减轻对儿童的伤害。因此，世界上很多国家和地区相继出台相关法规，强制使用儿童安全座椅。我国于 2012 年实施《机动车儿童乘员用约束系统》，如今越来越多的人已经认识到安装儿童汽车安全座椅的必要性。

儿童汽车安全座椅的分类及选择

儿童汽车安全座椅标准是按体重界定组别的。按照国家标准，儿童约束系统分别适用于体重小于 10 千克（0 ~ 12 个月）的婴儿，体重小于 13 千克（0 ~ 15 个月）的婴幼儿，9 ~ 18 千克（9 个月 ~ 4 岁）的儿童，15 ~ 25 千克（3 ~ 6 岁）的儿童，22 ~ 36 千克（6 ~ 12 岁）的儿童。不同国家有不同的标准，有不同的分组方法。请根据孩子的年龄及体重选择适宜的汽车安全座椅。

儿童汽车安全座椅的生产在世界上主要有欧洲 ECER44/03（欧洲经济委员会第 44 号法令）、美国 JPMA／ASTM（美国青少年产品制造协会／美国材料与试验协会）、加拿大 CMVSS213（加拿大机动车安全标准）等标准。其中，欧洲对儿童汽车安全座椅的要求最为严格。我国儿童汽车安全座椅实施强制 3C 认证。

使用儿童汽车安全座椅的注意事项

应安放在后排座椅上，严禁放在副驾驶位置。

婴儿（小于 1 岁或体重小于 10 千克）汽车安全座椅应面向后方安装，1 岁以上或体重大于 10 千克的儿童的汽车安全座椅可以面向前方安装。

确认汽车座椅大小、高矮是否合适。

确认孩子的年（月）龄、体重是否在安全座椅适用范围内。

确认儿童安全座椅是否和机动车匹配，如接口是否合适等。

确认安装是否牢固，比如前后左右是否仍可挪动等。

充分调整安全座椅，直至调试至孩子自觉最舒适的位置。

确认安全座椅的安全带是否位于孩子肩部，是否扣紧。

务必严格按照说明书安装并定期检查、维修安全座椅，同时随着孩子的成长严格按照说明书对安全座椅进行调整、更换。

如果为二手汽车安装安全座椅，请仔细检查汽车后再安装。

儿童汽车安全座椅使用年限应小于 6 年。

PART 6

儿童旅游安全

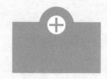

　　常带孩子出游，不但可以愉悦身心，还可以让孩子开阔视野、接触大自然，进而促进其智力、体格发育。然而，带孩子外出游玩，前提是保证安全。

　　在这一部分，我们谈谈带孩子出游时应注意的安全问题。

做好合理的出行计划

可按孩子年龄安排出游目的地、出行时间、出行方式、适宜的住宿地等。

要根据孩子年（月）龄准备好儿童汽车安全座椅、手推车等。

应提前准备好生活起居必需品，必要时可携带电热水壶，以保证饮水安全。

应提前准备好常用药品，比如退热药、感冒药、止咳药、止泻药、口服补液盐、抗过敏药、晕车药、碘伏、创可贴、驱蚊水、治疗蚊虫叮咬的药膏等。

务必根据出行目的地提前了解一下是否需要接种计划外的疫苗，如黄热病疫苗等。

旅途安全注意事项

在乘坐飞机时系好安全带，听从空乘人员安排。飞机起飞或降落时，可以让孩子喝水或喝奶，可让大一些的孩子做吞咽动作，以减轻耳部不适。

自驾游时应使用儿童汽车安全座椅。儿童汽车安全座椅应放在后排，要系好安全带。严禁孩子坐在副驾驶位置。要锁好车门、关好窗户，严禁孩子把手和头探出窗外。乘坐有天窗的车，严禁孩子从天窗探头。每2小时左右安排孩子下车休息一会儿。任何情况下都不得留孩子独自在车中。

在乘坐火车时，严禁孩子将头和身体探出窗外。孩子去卫生间要有大人陪同。

在乘坐水上交通工具时，要做好安全防护措施，谨防落水。乘坐大游轮，上船后要第一时间熟悉一下逃生通道。

可携带一些玩具、书籍等，以备不时之需，如分散孩子的注意力，以免孩子哭闹。

游玩中的安全注意事项

要选择适宜的衣服，夏天注意遮阳、防晒，冬天注意保暖、防冻。

要注意饮食卫生，不要暴饮暴食。要注意饮水卫生，饮用自来水时应注意是否有可饮用标记。在卫生条件较差的地方要饮用瓶装水，或将水烧开后再饮用。为孩子刷牙时也不要用自来水。

应选择卫生条件好的地方居住，还应事先了解所居住房屋的逃生通道及附近的避难地点。

天热时，做好防蚊虫叮咬工作。

尽量不用公用浴盆给孩子洗澡，不用公用毛巾给孩子做擦浴。

不要让孩子独自留在房间，不要把孩子交给陌生人看管，不要让孩子独自去室外玩耍。

要仔细检查室内设施，以及时发现并排除易导致烫伤、触电、磕伤、碰伤的潜在危险。

要把药物、洗涤剂、除虫剂等放到孩子不易触及的地方，避免其误食。

不要吃野果、野蘑菇等，以防中毒。

在水边、海边玩耍时要加强看护，谨防孩子发生溺水。

不要让孩子在玩耍时吃果冻及坚果类食物，以免发生误吸，导致窒息。

在孩子兜里或背包里放一张卡片，并在上面用中文和英文写明孩子姓名、年龄、血型，以及家长的联系电话、居住地址等。

PART 7

用火安全

　　火灾是危及孩子生命和健康的元凶之一，它给人类带来的危害我们在这里就不详述了。

　　下面，主要谈谈如何让孩子远离火灾，以及当火灾发生时如何逃生。

如何预防火灾的发生

在孩子小时候就要以讲故事的方式告诉孩子火灾的危害性，让孩子不要玩火。

孩子懂事后可以到消防队参观，阅读消防小故事，观看有关消防的动画片，增强用火安全方面的意识。我们也要告知孩子发生火灾时生命比财物重要的原则。

家长要把家里的火柴、打火机等收好，放到孩子不易拿到的地方。

家中自动打火的燃气装置，最好加上保护装置。

家长外出时，请关闭燃气、电热水器、电磁炉、电褥子等易燃物品。

　　如果用檀香等驱蚊，应放到孩子不易触及的地方。

　　尽量不要在孩子周围吸烟，并要将烟头熄灭后再丢弃。

　　不要让孩子单独留在家中。

遭遇火灾时应该怎么办

遭遇火灾时，应带孩子及时转移到安全地带，并迅速拨打消防电话 119。

楼房失火时，可通过消防通道向着火层以下楼层逃生，切记不要乘电梯。

当必须穿过烟雾逃生时，应尽量用浸湿的衣物包裹住身体，用湿毛巾捂住口鼻，弯腰沿墙根逃向远离烟火的安全出口。

如果有防毒面罩，逃生时一定要戴上。

身上着火时，可就地打滚儿，或用厚重衣物覆盖以压灭火苗。

当楼道充满烈火、浓烟时，可通过窗户、阳台逃向相邻建筑物或没着火的房间，或用湿被褥等将门窗封好，以防止烟火入侵。

当楼道有火时，如果烟味很浓、房门烫手，说明大火已经封门，不能开门逃生。此时，应将门缝封好，泼水降温，呼救待援。

当发生火灾时，要利用一切可利用的条件逃生，如建筑物内或室内备有救生缓降器、救生滑道、救生绳索等，要充分利用这些设施逃离火场。

平时应有意识地进行
火灾逃生演练

平时，可带着孩子进行火灾逃生演练，最好以游戏的方式演练。

每到一个新环境，应先了解逃生通道位置、消防器材位置等，并要对居住环境的消防布局有所了解。

PART 8

用水安全

　　水是我们生活中不可或缺的资源。孩子的生活甚至玩耍都离不开水。当然，水也有可能给孩子带来伤害。

　　下面，我们谈谈儿童用水安全注意事项。

预防溺水

不要让小于 5 岁的孩子独自在浴缸中玩耍。

尽早让孩子掌握游泳技能。

小于 12 岁的孩子在游泳池游泳，要有大人在旁监护。在非专业教练带领下游泳，要根据孩子的游泳技术水平，让孩子酌情使用浮水衣等安全设备。

严禁孩子在水中打闹。

在游泳馆，若孩子没有深水证，严禁孩子在深水区玩耍。

在海边、湖边、水池边玩耍要十分小心，不要让孩子来回奔跑。

夏天不游野泳，冬天不在未开放的冰面玩耍。

有暴风雨时，不在海边玩耍，不在水面划船。

让孩子养成不踩井盖、绕井而行的好习惯。

不要在船上玩耍，以免落水。

救生圈等安全用具大小要合适，用前要检查是否漏气。

如果家中有游泳池或观赏水池，请安好护栏。

不要让太小的孩子使用成人坐式马桶。

预防热水烫伤

不要抱着孩子放洗澡水。

放洗澡水时，先放凉水，后放热水。

喂孩子吃配方奶时，先在自己皮肤上试一下温度再喂孩子。

不要抱着孩子做饭。

把开水壶、煮好的汤等放到孩子接触不到的地方。

家中饮水机热水开关最好有童锁功能，或把饮水机放到孩子接触不到的地方。

预防因水导电所导致的电击

为孩子洗澡，请远离有插座的地方。

告知孩子，不要用湿手触摸电器，特别是电插头；不要将水洒在有插座的地方。

PART 9

儿童常见急症及急救措施

　　意外伤害是指外来的、突发的、意料之外的、非疾病的使人体受到伤害的客观事件。意外伤害已成为儿童死亡的主要原因，也是儿童致残的主要原因。此外，意外伤害还可造成儿童身心发育障碍，给家庭和社会带来沉重的经济负担。

　　在这一部分，我们简单介绍一些日常生活中最常见的儿童意外伤害，以及抢救方法。

婴儿猝死综合征

　　婴儿猝死综合征（SIDS），是新手爸妈最害怕的事。更加恐怖的是，它往往发生在看起来十分健康的孩子身上。此病根据婴儿既往健康状况以及病史完全不能预知，而且往往找不到明确的原因。

　　此病大部分发生在 2～4 个月的小婴儿身上，95% 发生在 6 个月以内的婴儿身上，秋冬季发病率较高。此病男孩发病率高于女孩发病率。随着研究的深入，本病的发生率虽然在降低，但是仍然找不到确切的原因。

婴儿猝死综合征的症状

情况往往是这样的，健康的婴儿夜间正常入睡，半夜或次日清晨被发现已经死亡。死亡的发生往往是毫无征兆的，婴儿并没有挣扎和哭闹。

婴儿猝死综合征的处理

孩子呼吸暂停超过 15 秒，应立即就医。

婴儿猝死综合征的预防

尽管此病病因不清，但是仍有一些危险因素需要特别注意。

医生通常会建议准妈妈戒烟，普及相关的育儿知识，比如婴儿睡眠体位等，以预防婴儿猝死综合征。

俯卧位睡觉较侧卧位、仰卧位睡觉会大大增加婴儿猝死综合征的发生风险。因此，婴儿应避免俯卧位睡觉。在孩子学会翻身后，就不用担心他的睡眠体位不正确了。

孩子和父母在一张大床上睡觉可能增加婴儿猝死综合征的发生风险。

准妈妈在孕期吸烟或吸二手烟可能增加孩子在出生后发生婴儿猝死综合征的风险。

温度太高也可能增加婴儿猝死综合征的发生风险，因此孩子穿衣、盖被要适宜。

任何可能引起窒息的物品都可增加婴儿猝死综合征的发生风险，如软的床上用品、填充玩具、防溢乳垫、围巾等。

母乳喂养可能会降低婴儿猝死综合征的发生风险。

鼻出血

孩子鼻出血可能是家长日常所遇到的最可怕的事情之一。急诊医生常常见到衣冠不整、惊慌失措的家长抱着满身血迹的孩子冲进诊室的情况，有的家长甚至高喊着"孩子吐血啦，救命"。下面，我们看一下如何应对鼻出血。

鼻出血的症状

单侧或者双侧鼻腔活动性出血。

出血较多者可能从口中吐出新鲜血液。

家长要学习一些家庭自救方法，以合理应对孩子鼻出血。

鼻出血的病因

鼻腔出血的病因是各种不同原因引起的鼻腔黏膜和血管的破损，这些病因又可分为器质性病因和非器质性病因。

器质性病因主要包括鼻腔炎症、鼻窦炎症、鼻腔占位、高血压、血液系统疾患等。除了鼻腔、鼻窦炎症外，其他器质性病变在儿童患者中出现的概率非常低。

至于非器质性病因，多数为营养状况异常导致的黏膜脆性增高。另外，黏膜局部形成的浅表性溃疡在某些诱因下可发生破损出血，比如天气干燥、喝水少等。这也就是我们通常所说的"上火"，以及外伤引起的鼻腔出血。

鼻出血的处理

患儿短期内反复出现不明原因的鼻腔出血，可以先预约耳鼻喉科门诊，请医生鉴别病因。

凡是通过合理的止血方法不能控制出血的患儿，需要到急诊就诊。

专科医生一般会判断患儿是否存在活动性鼻腔出血，确定出血部位，之后再给予针对性的止血治疗。必要时会做血小板检查及凝血功能相关检查。

医生特别关注以下几点：

一、出血时间、频率，大致的出血量，采用过何种止血方法。

二、出血前有何诱发因素，如是否有外伤史等。

三、有何基础疾病，或是任何出血性疾病。

四、有无家族病史。

儿童常见鼻出血部位位于鼻中隔前下端的黏膜面。黏膜下层富含血管，每侧鼻中隔前下端为 5 条小动脉的末梢汇聚区——在医学上被称为"利特尔氏区"。此区出血为动脉出血，由于压力较大，故出血量相对也大。通常，哭闹、恐慌、紧张等因素会造成患儿血压一过性升高，从而加重出血。

针对以上情况，家长首先要镇定，避免自己制造的恐慌气氛影响患儿。患儿要保持直立体位，切忌仰卧，避免血液倒灌至咽喉引起误吸或误咽。家长可用拇指和食指按压住患儿的双侧鼻翼，用力向鼻中隔挤压，以对鼻中隔的出血部位形成压迫，时间以 5～15 分钟为宜。通常，此方法均可止血。如初步处理仍不能控制鼻腔出血，应及时就诊。

　　需要特别提醒的是，指压法是最理想成功率最高的止血方法，并且简单易用。家长可以在家自行处理，待止血成功后再考虑到医院求助医生确定出血原因。

　　多数家长都会因为鼻出血联想到白血病。近年来，影视剧中关于白血病的情节导致许多家长对鼻出血过度恐慌。其实，血液系统疾病有许多伴随症状，只要细心观察，在日常生活中均能及时发现。毕竟，先有血液病才可能出现鼻出血的症状，而鼻出血并不能引起血液病。

鼻出血的预防

　　我们日常生活中能预防的只是那些非器质性病因引起的鼻出血，比如避免外伤、合理安排膳食、干燥季节多喝水、保持环境湿润、鼻腔内涂抹一些油膏状药物以缓解干燥等。对于器质性病因引起的鼻出血，应该及时就医。

鼻外伤

鼻子是颅面部较为突出的器官，因此人体在受到意外撞击时鼻子发生损伤的概率较高。鼻子受伤后常常伴有鼻腔出血的症状，患儿及家长极易因此十分恐慌。鼻外伤处理不当往往容易留下遗憾。

鼻外伤的症状

开放性鼻外伤，如皮肤挫伤、裂开等。

伤口活动性出血。

鼻腔出血。

伤处肿胀。

鼻外形改变。

鼻腔内有异常清亮的水样分泌物，且低头时分泌物明显增多。

鼻外伤的处理

如无急诊就诊指征，可预约门诊就诊。

凡是开放性鼻外伤，均需及时就诊。医生一般先清理伤口，必要时会给予缝合或伤口黏合。

受伤后鼻腔内有异常清亮的水样分泌物，且低头时分泌物明显增多，需及时到急诊就诊，以排除颅底骨折导致脑脊液鼻漏的情况。

鼻子受伤后出血，应采取合理的止血方法（详见本书"鼻出血"部分相关内容）。

鼻子受伤后，伤处周围软组织往往会出现肿胀、皮下瘀血，所以受伤后 48 小时内应尽量冷敷消肿，48 小时后可热敷以促进炎性渗出吸收、消肿。

患儿伤后如有鼻外形改变，建议在伤后 2 周内、伤处消肿后进行鼻骨三维计算机体层成像（CT）检查，以确定有无鼻骨骨折的情况，并根据医生建议确定是否要接受复位手术。

鼻异物

许多孩子由于好奇会把一些小东西塞进鼻孔里，觉得这样很好玩。由于这种情况很隐蔽，若孩子不说，家长很难发现，直到孩子出现临床症状才会带孩子到医院就诊。

鼻异物的症状

鼻腔异物因为异物不同会出现不同的临床症状。

植物类异物，如花生、黄豆、坚果等，由于体积较大，通常会嵌顿于鼻前庭，此后会慢慢吸收水分膨胀变大，继而造成鼻塞。

纸团、海绵等异物吸水后会变软、腐败，可导致单侧鼻腔分泌物发臭，且臭味强烈，易于识别。

腐蚀性异物危害最大，如纽扣电池等，即使短时间内被取出，仍可能引起严重的黏膜化学腐蚀伤，严重的可致鼻中隔穿孔。

鼻异物的病因

儿童的好奇心理是造成鼻腔异物最常见的原因，特别是学龄前儿童。

鼻异物的处理

鼻异物一般不做常规预约，要早发现、早取出，以免出现并发症。

一旦发现或怀疑孩子单侧鼻腔长期流涕，或是闻到孩子鼻内有异常臭味，均应及时就诊，切忌自行在家中尝试取出异物，以免将异物推至鼻腔深部。

任何鼻腔、鼻窦炎症引起的流涕多数是双侧同时出现，始终单侧流涕应警惕鼻内异物。

孩子鼻内如出现异常臭味，有异物的可能性大。

非专业人士没有能力取出鼻腔异物，切勿抱侥幸心理在家中尝试取出，以免使异物深入，增加取出困难。

医生会怎么做？医生首先会确认异物的位置，了解异物的种类，再决定选择何种方式取出异物。

医生特别关注以下几点：

一、病史时间。

二、异物种类。

三、是否曾在家中尝试取出。

通常，常见的异物均会嵌顿在鼻腔前端最狭窄的鼻阈部，无须麻醉即可在门诊取出。对于某些特殊类型或位置较深的异物，需在电子鼻咽镜辅助下取出。对于不能配合的患儿，医生一般会给予适当的镇静剂或麻醉剂以顺利取出异物。

需要特别提醒的是，早期识别疾病是关键。另外，家长需要加强对孩子的教育，告知孩子不要将异物塞入口中、鼻腔、耳内等。一旦怀疑或确定本病，应及时就诊。

鼻异物的预防

加强相关教育，避免此种意外出现。

鼻腔异物会不会掉进气管 变成气管异物

　　理论上讲，鼻腔和气管是相通的，但是由于气管有会厌软骨保护，鼻内落下的异物通常会被患儿咽下，极少导致气管异物。

　　需要注意的是，一定要让孩子远离纽扣电池！纽扣电池被咽下可能烧伤食道，导致严重的后果。

气管异物

气管异物是呼吸道异物中严重威胁儿童生命和健康的一类急症，若处理不当常常会引发许多严重的临床并发症，甚至危及生命。因此，气管异物是最应该防范的儿童伤害之一。

气管异物的症状

常发生在进食过程中，如口含食物时大哭或大笑引发剧烈呛咳，以致食物堵塞气管。

若气道完全堵塞，患儿不能咳嗽、发声，典型的表现是自己用手掐脖子。

发病初期常伴有阵发性咳嗽、喘息。

病情迁延后可出现肺部感染，常伴有发热、咳嗽、咳痰等。

可出现皮下气肿、气胸、呼吸衰竭等并发症。

若得不到及时救治，可导致死亡。

气管异物的病因

3岁前孩子牙齿咬合力不足，难以充分咀嚼食物，一旦误吸，很难自行将异物咳出气管。

幼儿肌肉力量小，咳嗽反射不健全，误吸异物后很难靠有力的咳嗽将异物咳出。

很多低龄儿童没有养成良好的饮食习惯，喜欢边吃边玩，这时若大哭、大笑均容易发生食物误吸。

气管异物的处理

凡怀疑气管异物，均不建议观察，应尽早就诊、尽早排除，以免延误治疗时机。

也就是说，本症属于急症，应及时就诊。

日常生活中，孩子在进食中发生误吸后会剧烈呛咳。凡怀疑有此情况，均应尽早予以排除，不可遗漏，以免造成严重后果。

凡怀疑发生此症，医生通过听诊可做出初步判断，之后需要结合辅助检查确诊。医院常建议做的几种检查有 X 线透视、计算机体层成像扫描、电子气管镜等。

医生特别关注发病时间、异物种类、是否伴有并发症、患儿的基础状态等。

医生常根据患儿年龄、病程时间、异物种类、病变位置、患儿身体耐受能力等选择治疗方法。硬质支气管镜下异物取出术、电子气管镜下异物取出术是临床上常用的手术方式。

气管异物的预防

本症属于伤害，重在预防。如突遇此种意外，应及时就诊。

对于年龄较小、吸入异物较大、现场即造成呼吸困难的患儿，等待专业救援的时候，家长可采取一定措施。具体做法是，施救者取坐位，让 1 岁以内未昏迷的患儿趴在施救者的双腿上，让其头略低于双脚，然后用力拍击其背部，从而在重力作用下使异物冲出声门。

对于大一些的患儿，可以用国际通用的海姆立克法施救。若患儿没有呼吸、心跳，需要实施心肺复苏术，同时尽快拨打医疗救护电话120，及时寻求专业人士的帮助。

日常生活中，家长要特别注意以下几点：

一、年龄小、牙齿还没发育好的儿童最好少吃坚果类食物。

二、让儿童从小养成良好的进食习惯，如进餐时不打闹、不说笑等。

三、小儿不宜吃小碗的果冻，尤其是和口腔大小相近的果冻。

四、玩耍时，避免口含玩具或其他物品。

外耳道异物

许多孩子由于好奇会把一些小东西塞进耳朵里，从而导致外耳道异物。外耳道异物发生后，由于症状通常不明显，一般家长很难发现。

外耳道异物的症状

外耳道异物因为异物种类不同会出现不同的临床症状。

植物类异物（如豆类等）由于体积较大且通常位置

较靠近耳道口，容易被发现，但遇水后可刺激耳道皮肤，引起发炎、疼痛等。

非植物类异物（如玩具的零部件、橡皮等），由于没有腐蚀性，遇水后也不易膨胀，所以通常不会导致明显症状。非植物类外耳道异物多因颜色鲜艳、辨识度高，或患儿告知，才被发现。

外耳道异物的病因

儿童的好奇心理是造成外耳道异物的常见原因，学龄前儿童更容易发生此种情况。

外耳道异物的处理

一般不做常规预约，一旦发现，应尽早取出，以免发生并发症。

一旦发现或怀疑外耳道异物均需到医院就诊，切忌自行在家中尝试取出异物，以免将异物推至耳道深处，增加取出难度，甚至损伤鼓膜。

医生会怎么做？

医生首先要了解异物的种类，确认异物的位置，再决定选择何种方式取出异物。医生特别关注以下几点：

一、病史时间。

二、异物种类。

三、是否曾在家中尝试取出。

对于位置较浅的外耳道异物，如果患儿情绪稳定、较为配合，无须麻醉，在门诊即可取出。对于某些特殊类型、位置较深、存在损伤耳道及鼓膜风险的外耳道异物，尤其对于不能配合的患儿，需使用适量的镇静剂或麻醉剂，以顺利取出。

外耳道异物的预防

早期识别这种伤害是关键。要在日常生活中告知孩子不要将任何异物塞入口、鼻、耳等人体孔洞。一旦怀疑或确定这种意外，应及时就诊，不要自行处理。

牙外伤

孩子在学会爬行甚至走路后，常因为运动、游戏发生碰撞或跌倒，由此可能造成前牙受伤。一旦孩子出现这种情况，无论伤势轻重，都要及时带其到医院检查，以便及时应急处理和治疗。

由外界机械力因素引起的牙齿急性创伤称为"牙外伤"。牙外伤情况比较复杂，可简单分为牙体、牙髓、牙周组织损伤。常见牙体损伤有牙组织丧失、牙体折断等。牙周组织损伤又可简单分为牙震荡、牙移位、完全脱出等。由于患儿年龄不同，牙外伤又可分为乳牙、年轻恒牙外伤。

乳牙外伤

乳牙若遭遇严重牙外伤且不能得到及时治疗，会影响继生恒牙牙胚的发育和萌出。轻度无牙体缺损的乳牙外伤，暂时不需要应急处理。经过一段时间后，如果受伤的牙齿变色，甚至出现牙龈肿胀、牙龈上起小脓包等情况，说明牙神经已坏死，出现了根尖炎症，应及时进行根管治疗或拔除受伤的牙。对发生牙体缺损和牙髓暴露的乳牙外伤，可修复牙体，及时做根管治疗。如果牙体嵌入牙槽骨内，不要复位，可根据嵌入的状况让其自行恢复。如果乳牙牙根影响了恒牙胚，要及时拔除乳牙。如果乳牙受创后完整脱出，只需保护好创口，外用消炎药，不必植入脱落乳牙。

年轻恒牙外伤

当年轻恒牙受伤时，因为牙齿正在生长发育中，所以保护牙髓和牙周组织至关重要。

无牙齿缺损和移位的轻度创伤称为"牙震荡"，一般不需要紧急处置，因为年轻恒牙神经血管比较丰富，再生能力较强，能够完全自愈。需要注意的是，2～3周内绝对禁用受创牙齿咬东西。如果受伤牙齿出现松动或移位，牙科医生会及时固定，以保护牙齿不受二次伤害，确保牙髓不发生坏死。对牙冠折断且未暴露牙髓的牙齿，要及时保护牙髓的活性，并要修复缺损的牙和恢复其功能。对有牙髓暴露的折断牙齿，要根据根尖形成的状态及时拔出部分或全部牙髓，同时做活髓切断术或根尖诱导成形术。等到根尖完全形成后，再决定是否需要做永久性的根管治疗和恢复牙齿形态。

若孩子的恒牙脱落，家长要尽快把脱落的牙齿找回，及时带孩子到医院行牙齿再植术。

牙外伤的预后

无论乳牙还是恒牙，发生轻微的牙震荡后多能自行恢复。若牙齿受创较重，牙神经不能自行恢复，甚至发生了牙髓炎、根尖周炎等，必须及时做根管治疗。脱落恒牙再次植入并固定2周后，应根据牙根发育和感染状况，决定是否需要拔除感染的牙髓。再植的时间和受伤牙齿发生感染的程度决定着再植的成功率。第一个月需每周复查一次，半年内每月复查一次，之后每3～6个月复查一次。如牙根没有吸收或部分吸收，将来可利用此牙根做牙冠。如牙根吸收较严重，牙齿固位不好，只能拔除。待牙槽骨恢复后，可种牙。

家长能做什么

孩子发生了牙外伤，家长能做些什么呢？

如果孩子的牙外伤伴较多出血，可用无菌纱布或无菌棉球压迫止血，并迅速送孩子去医院。如果孩子牙齿出现了移位（如嵌入牙槽窝内等），切记不要擅自复位，否则会造成二次损伤，影响牙神经的恢复。如果孩子的恒牙完全脱位，应迅速找回牙齿并保存好，带到医院再植。

牙外伤的预防

家长平时要教育儿童注意自我保护，并且做好看护。儿童在做剧烈运动时要做好防护，比如，骑车时要戴安全头盔等护具，做有冲撞的运动时最好戴牙保护套，带孩子乘车外出时要使用儿童安全座椅，等等。

牙　疼

　　俗话说，牙疼不算病，疼起来真要命。许多儿童第一次光顾牙科都是因为牙疼。大部分患儿的牙疼都是因为龋齿引起的。龋齿，俗称"虫牙"。它是怎样发生的，为什么会引起疼痛呢？

　　致龋性食用糖可牢固附着于牙齿表面，并在菌斑深层产生酸，继而侵袭牙齿表面使其脱钙，产生缺损，最终形成龋洞。这是龋齿形成的过程。龋齿若得不到及时治疗，可侵蚀牙神经，导致牙髓炎，引发疼痛甚至牙根尖脓肿。

牙疼的症状

牙疼可分为三个阶段。

第一阶段

不吃饭牙不疼，一吃饭牙就疼，在吃过冷或过热的食物时疼痛加重，这是龋齿的早期表现。当龋洞仅腐蚀牙齿表面的牙釉质时，基本没有感觉或仅有轻微酸痛。家长往往会忽视孩子这个阶段龋坏的牙齿，未能及时带孩子治疗。当牙齿损害已发展至深层牙本质时，患儿开始有酸痛的感觉，或咬物时会感到酸软、一过性疼痛，对冷热酸甜刺激十分敏感，甚至可发生短暂的疼痛。此时就诊，可保存牙齿的活力，恢复牙齿的功能和外形。此阶段的牙齿填充治疗相对简单，效果非常理想，并能及时阻止龋病的继续发展和减少对周围组织的损害，患儿也不会在治疗中感觉到疼痛。

第二阶段

牙疼出现无诱因的阵发性剧痛。孩子即使不吃东西也会一阵阵地哭闹，常常感到整边牙都痛，但又指不出具体是哪一颗牙痛。这样的疼痛常在夜间加重，孩子往往整夜哭闹，不能入睡。这是典型的牙髓炎的症状。牙齿损害可穿透坚硬的牙体组织而到达牙髓，导致牙髓产生炎性病变。

牙齿外层是坚硬的牙体组织，发炎的牙髓组织渗出的炎性液体可令髓腔内压力骤然升高，牙髓可因高压产生剧痛。髓腔高压可进一步加快牙髓组织坏死。而且，牙髓神经是通过几条主要神经连接神经中枢，缺少准确的痛觉定位。所以，牙髓炎急性发作时往往导致整边面颊部都产生剧烈疼痛，甚至可引起偏头痛。发生这种情况，应马上带孩子到口腔科让医生用牙钻把牙钻开，在龋洞处放置消炎药，缓解疼痛。

第三阶段

患儿的牙齿持续疼痛，如得不到及时治疗会一天天逐渐加重，以致出现牙周红肿、牙齿浮动，甚至脸肿、颌下淋巴结肿大、发热等症状。这是牙根尖周围发炎的典型症状，此种情况有时还会发展成化脓性炎症和面部蜂窝织炎。在这种情况下，医生一般会把患牙钻开，将脓液引出来。由于患儿有全身症状，医生必要时会推荐口服或静脉注射抗生素。患儿还需反复换药，直至炎症彻底消除后完成补牙。

牙疼的处理

家长应重视儿童的口腔健康状况，定期带孩子到医院做口腔检查，适当采取一些龋病预防措施，如涂氟、窝沟封闭等。一旦发现孩子有龋齿，应及早带孩子治疗，不要等到孩子出现疼痛时再治疗。

医生会怎么做呢？对于没影响牙神经的龋齿，可进行一次性填充治疗。一旦发生牙髓炎或根尖周炎，必须做根管治疗，并需多次复诊。一般是拔除感染的牙神经，并在消毒杀菌后，做根管填充。

牙疼的预后

龋齿早期没有疼痛症状，若得到及时修复治疗，不会影响恒牙。乳牙的龋病造成的根尖炎症，常会影响后续恒牙的釉质（牙表面最硬的部分）发育，使萌出的恒牙表面不光滑，如有白斑、表面有缺损等。乳牙因龋坏较严重过早被拔掉，常可引起后续恒牙因萌出位置不足而错位萌出，导致恒牙排列不齐。

乳牙列的完整，尤其是前牙的完整，有助于儿童发音吐字。乳牙的缺损或早失，会影响发音的准确性，同时可因过早无前牙、不美观，给儿童带来心理上的伤害。

与成年人相比，儿童的牙龈血管丰富、色红、松软，更容易发生外伤。另外，儿童的牙龈可因各种刺激或细菌感染而发炎，加上患儿往往不能明确说出疼痛的状况，家长常误以为孩子得了龋病。孩子如能注意口腔卫生，会大大减少发病的概率。

其他可引起牙疼的情况

看不到龋洞的牙疼，若相关牙齿正处于萌出阶段且周围牙龈呈红肿状态，可能是冠周炎引起的牙疼。

治疗方法：可局部冲洗用药。3～5日可自愈。

若前牙曾受过外伤，牙齿呈灰黑色、无龋洞，牙龈红肿或有瘘孔，偶有脓液溢出，这是外伤引起的牙髓坏死所导致的牙髓炎和根尖脓肿的典型症状。

治疗方法：可行根管治疗，或拔除即将被替换的发生外伤的乳牙。

若患儿自述牙疼，但牙齿无龋洞，且多处牙龈红肿，牙龈乳头尤为严重，触之易出血，伴有口臭，这是典型的疱疹性口腔炎的表现，是病毒感染引起的。除上述临床表现外，有一些患者口腔黏膜和舌表面会出现小水泡或溃疡。该病多见于 1～3 岁儿童。

治疗方法：对症治疗，同时保持口腔卫生，如要经常漱口等，口腔局部也可用药。

若后磨牙疼痛，临床可见磨牙之间有食物嵌塞，牙龈乳头红肿，牙齿邻面未见龋洞，这是食物嵌塞所引起的局限性牙龈炎的主要症状。随着颌骨的发育，接触紧密的两牙之间可出现缝隙，容易嵌塞食物。如果不能及时剔除嵌塞食物，那么两牙邻接面很容易形成龋洞。

治疗方法：查明嵌塞原因，及时剔除嵌塞食物，局部涂碘甘油等消炎药，症状可即刻好转。

眼外伤

　　眼外伤是机械性、物理性、化学性等因素导致的眼部结构和功能的损害，是致盲的主要原因之一。儿童眼外伤可分为机械性外伤、化学性外伤、热烧伤外伤、辐射性外伤等。儿童眼外伤的主要特点在于，受伤后儿童自觉症状轻微或不能正确表述不适。尤其是在单眼发生眼外伤的情况下，即使受伤的眼视力完全丧失，儿童因可用健康眼视物而不易被家长察觉，因此可能错过诊断和治疗的最佳时机。

　　眼外伤可以分为以下几种：

　　一、机械性眼外伤。如挫伤、眼球穿通伤、眼内异物等。

二、化学性眼外伤。如化学物品（如铅、汞、氰化物等）中毒性眼损害、化学性眼烧伤等。

三、热烧伤眼外伤。

四、辐射性眼外伤。如紫外线损伤、红外线损伤、微波损伤、激光损伤、电离辐射性损伤等。

机械性眼外伤及处理

机械性眼外伤分类

机械性眼外伤可分为以下几类。

眼部挫伤

主要指孩子在玩耍打闹中直接或间接撞击眼部而造成的眼部组织损伤。外力越大，损伤越严重，甚至可引发组织撕裂、断裂，眼内出血等。

角膜挫伤

可以由孩子的指甲划伤，也可由其他尖锐物体划伤，如铅笔尖、纸等。轻者仅表现为上皮擦伤，重者可发生实质层水肿或纤维撕裂。因角膜感觉神经末梢暴露，此症有剧烈眼痛、流泪、畏光等症状。

眼睑挫伤

眼睑皮肤比较松弛，血管十分丰富，受伤后易发生水肿和出血。眼睑极易出现裂伤，表现为出血不止。

结膜挫伤

主要表现为充血和结膜下出血。

眼眶挫伤

此症多见于眶骨骨折及眶内软组织挫伤。此症发生后，眶内出血可造成血管破裂，使眶内容物增加，导致眼球突出和血液向前渗透，甚至继发结膜下出血和眼睑瘀血。

眼球穿通伤

此种伤害主要由锐器或小金属块、石块击伤眼球所致。单纯性眼球穿通伤愈合快。并发性眼球穿通伤可因眼内组织嵌入伤口内或眼外上皮组织沿伤口向内生长导致伤口愈合不良。穿通伤位置可在角膜、角巩膜缘或巩膜，相应穿孔部位的眼内组织（如色素膜、视网膜、晶状体等）可出现损伤。

眼内异物

一些细小异物（如灰尘、沙砾、金属碎屑、谷壳、昆虫等）进入结膜囊，附着或嵌入结膜或角膜表面，可引起角膜、结膜异物。很多细小异物存留于角膜、结膜上，称多发性角膜、结膜异物。角膜、结膜异物临床上可出现不同程度的眼部刺激症状，如流泪、眼痛、异物感、溃疡等。

眼内异物性质不同，眼组织的刺激性反应也不同。

无机物质（如金、银、沙、石英、瓷器等）除可导致机械性反应外，一般不会引起特殊的组织反应。有些无机物可发生化学反应，如铅、铜、铝、铁等物质，其中铜和铁可产生特殊变化。纯铜易引起化脓性改变，铜合金易引起铜质沉着病，也称铜锈病。这种病是铜经过慢性播散沉着在眼内各组织尤其是角膜处导致的。铁在眼内也可引起直接或间接铁质沉着病。前者指在铁异物附近出现铁锈，后者指铁氧化后广泛浸润扩散至全部眼组织。

有机物质（如动植物组织）可引起的眼部组织反应不大，最后形成的巨细胞肉芽组织可将异物包围。眼内有机异物容易导致感染，迅速形成脓肿或眼内炎，最终可能导致眼球萎缩。眼内有机异物即使未导致感染，最终也可能因眼内肉芽组织的形成而继发青光眼，甚至导致视力丧失。晚期可能由于角膜伤口愈合不好形成角膜瘘，或由于薄弱的角膜葡萄肿继发细菌感染。

机械性眼外伤的处理

对于机械性眼外伤，家长能做什么？

如果孩子眼皮、眉弓部皮肤有伤口，且出血不止，可用干净的手帕或纱布压住出血伤口，同时及时就诊。就诊途中注意保持创面清洁，以免引发感染累及眼球。

如果患儿眼睑甚至结膜下有瘀血，可先用湿毛巾冷敷、止血，24 小时后热敷以促进出血的吸收。此过程中，应避免患儿剧烈运动，以免增加出血。

若眼球出血，在休息时应取半卧位，将头抬高，使血液沉积于眼球下半部，这有利于血液吸收和视力恢复。

对于插入眼球的异物，不应将其强行拔出。伤口有眼内容物嵌顿时不应将嵌顿物送回。要让患儿仰躺，在伤眼上加盖清洁敷料并及时送医院抢救。就医途中，患儿应尽量减少哭闹，以免因为颠簸导致眼内容物涌出。

对于机械性眼外伤，医生会怎么做？

首先是安抚患儿情绪，进行眼部检查。如患儿有外伤，会予以清创、缝合、包扎等。

如患儿角膜有异物存留，可在施行眼球表面麻醉的情况下清理异物。

若患儿并发化脓性角膜溃疡，需做角膜清创术以及频繁使用高浓度抗生素眼药水。若能尽早治疗，多数可治愈。

眼外肌发生损伤甚至断裂、嵌顿者，宜通过手术修复。

若患儿眼眶骨折严重，可于伤后2周行手术修复。

怀疑眼内有异物者，可用X线、超声波等检查确定有无异物及其位置。

对角膜擦伤、撕裂伤，以及眼球穿通伤，必要时应做结膜囊细菌培养和涂片检查，甚至散瞳查眼底。

对于穿通伤，首先应预防局部感染，可使用抗生素

（局部或全身）。眼内有异物，应取出。

伤口内嵌有眼内组织（如虹膜、睫状体等），应切除或送回，然后再缝合伤口。

眼内有磁性异物，经准确定位，可用磁石将异物取出。

如患者受伤的眼无光感，应及时摘除，以防止健侧眼发生交感性眼炎。

视神经损伤者，如表现为视力急剧下降甚至无光感，瞳孔光反射减弱甚至消失，应用超大剂量激素进行冲击治疗。

骨折所致的视神经损伤，应施行手术松解被压迫的神经。

机械性眼外伤的预防

机械性眼外伤是可以避免的。家长平时应教育孩子保护好眼睛，如不要做危险的游戏，不要玩尖锐的物品（如筷子、铅笔、剪刀等），与别的小朋友在一起玩耍时要注意安全，等等。

化学性眼损伤及处理

化学物质经呼吸道、消化道、皮肤、黏膜（如眼结膜）进入人体，除可引起全身性中毒外；也可损害视器官，造成急性或慢性眼病；还可作用于大脑视中枢、眼球运动中枢以及眼和其附属器官的各种组织，造成视功能损害，甚至失明。

常见有毒物质包括铅、汞、锰、砷、二硫化碳、甲醇、三硝基甲苯、二硝基酚、铊、有机磷、一氧化碳、萘、四氯化碳、氢氰酸、氰化物等。

此外，不可忽视化学性眼烧伤。某些化学物质可导致严重的眼部烧伤，如强刺激性化学性气体和化学性粉尘。

化学性眼损伤的处理

对于化学性眼损伤，家长能做什么？

孩子一旦遭遇化学性眼损伤，应立即用大量冲洗液冲洗。务必进行彻底冲洗，要反转上穹隆冲洗，避免残留。

冲洗后，将患儿送医院就诊。

对于化学性眼损伤，医生会怎么做？

医生会根据病情进一步冲洗结膜囊，在确定化学物酸碱性并进行相关检查后，会根据情况应用酸碱中和的方式治疗，并用抗生素预防感染，同时给予促进角膜上皮愈合的药物，必要时会施行手术治疗。

化学性眼损伤的预防

避免将洗涤剂、消毒液、洁厕灵等强腐蚀性液体放置在孩子可以接触到的地方，并教育孩子不要触碰此类物品。

眼睛热烧伤及处理

热烧伤主要指烫伤和烧伤。常见的有开水烫伤、蒸汽烫伤、沸油烫伤、强酸灼伤、强碱灼伤、金属溶液烫伤、火烧伤等。

如果热源温度不高、接触时间短、创伤面积小，可能仅发生眼睑、结膜充血及水肿，以及浅层角膜损伤。

眼睛热烧伤严重者可发生凝固性坏死，以及巩膜坏死穿孔，甚至由于结膜坏死、角膜营养断绝而发生角膜坏死穿孔，以致眼内容物流出或继发感染而发生失明。

眼睛热烧伤的处理

孩子发生眼睛热烧伤，家长能做什么？

可用大量清水反复为孩子清洗眼睛，并让孩子转动眼球以使冲洗更彻底，然后立即送孩子去医院救治。

如果孩子眼睑有小水泡，尽量不要弄破。烫伤处不必包扎，暴露 3 ～ 5 天就会渐渐愈合。

孩子发生眼睛热烧伤，医生会怎么做？

会用抗生素预防感染。

去除坏死组织，避免角膜和结膜的烧伤面直接接触，防止粘连。

必要时行手术治疗。

眼睛热烧伤的预防

将热水壶、饮水机、打火机等物品放置在孩子轻易够不着的地方，厨房等区域禁止孩子随意进入。

辐射性眼损伤及处理

辐射性眼损伤分类

辐射性眼损伤主要有以下几种。

紫外线损伤

指由紫外线辐射造成的眼部损害，又称"电光性眼炎"。不小心暴露于紫外线灯下或长期暴露于日光下均可发生此种损伤。轻者仅有眼部异物感或轻度不适，重者眼部有烧灼感、剧痛，同时伴高度畏光、流泪、眼睑痉挛等。

红外线损伤

可导致红外线白内障和视网膜灼伤。

微波损伤

容易导致微波性白内障，以及视力减退。

激光损伤

眼部反复受到激光照射可导致此种损伤。损伤常累及角膜、晶状体、玻璃体、视网膜等。

电离辐射性损伤

可致辐射性白内障。

辐射性眼损伤的处理

孩子发生辐射性眼损伤，家长能做什么？

安抚孩子的情绪，让孩子避免揉眼睛和剧烈运动。

孩子发生辐射性眼损伤，医生会怎么做？

对于早期轻症，治疗目的以止痛、防感染、减少摩擦、促进上皮恢复为主。

如果损伤逐渐加重导致晶状体混浊，影响视力，可施行白内障摘除术。发生视网膜灼伤的患儿，可口服维生素 C、维生素 B_1、维生素 B_2、维生素 E 等。视网膜黄斑病变急性期的治疗以消炎、消水肿为主，如已形成黄斑裂孔，可用激光封闭。

辐射性眼损伤的预防

外出时遇到强烈的阳光、带孩子去海边玩耍、带孩子滑雪时应该保护好孩子的眼睛，可以用墨镜、帽子、遮阳伞等。在日常生活中，尽量避免孩子接触各种放射线，不要给孩子玩激光笔，也不要给孩子购买各种能发强光的玩具、文具。

总之，要给予儿童充分的保护，经常提醒、教育儿童提高对眼外伤的防范意识，传授必要的安全常识。

叮咬伤

叮咬伤指虫类叮咬人体后造成的损害。不同虫类所含毒液不一样，对人体的损害的严重程度也不一样。

轻者仅表现为轻度红斑、丘疹、风团等，可伴有不同程度的瘙痒、烧灼感、疼痛感等。

重者会出现皮肤广泛损伤或坏死、关节痛等，甚至可出现全身性中毒症状，以致发生过敏性休克、死亡。

叮咬伤的症状

蚊、蠓叮咬伤症状

有的人只出现针尖至针鼻大小的红斑疹或瘀点，无自觉症状。有的人会出现水肿性红斑、丘疹、风团，常有瘙痒感。婴幼儿面部、手背、阴茎等部位被蚊虫叮咬后常可出现血管性水肿。

蜂蜇伤症状

主要症状包括刺痛及灼痒感，局部红肿，可出现水泡、大疱。眼周或口唇被蜂蜇伤后很容易发生高度水肿。严重者可出现畏寒、发热、头痛、头晕、恶心、呕吐、心悸、烦躁、抽搐、肺水肿、昏迷、休克等，甚至可能死亡。

蚂蚁叮咬伤症状

主要症状为被叮咬处出现红色小包，可有疼痛感。

蜘蛛叮咬伤症状

蜘蛛咬过之处会留下暗红色印记，甚至可有肿块并伴有剧烈的疼痛感。被毒性更大的蜘蛛叮咬后，创伤处会留下充满液体的红色水泡，并伴有刺痛感。

蝎蜇伤症状

蝎蜇伤局部可产生剧烈疼痛，以及水肿性红斑、水泡，甚至发生瘀斑、坏死。严重者可发生淋巴管炎或淋巴结炎，这是溶血性毒素所致。伴有不同程度的全身症状，如头痛、头晕、恶心、呕吐、流泪、流涎、心悸、嗜睡、大汗淋漓、喉头水肿、血压下降、精神错乱等，甚至呼吸麻痹、死亡，这是神经性毒素作用于中枢神经系统和血管系统引起的。幼儿如被野生蝎蜇伤可在数小时内死亡。

毛毛虫蜇伤症状

蜇伤局部可出现小肿块，可有痛痒感。有的毛毛虫分泌的斑蝥素能刺激皮肤，使皮肤出现痛痒、丘疹等过敏反应。

叮咬伤的病因

虫类叮咬人体时，一般是将锐利的口器或毒针刺入人体皮肤，同时分泌液体。分泌的液体中含有可引起机体局部甚至全身变态反应或中毒反应的物质。

叮咬伤的处理

虫的种类不同，对人体造成的损害也不尽相同。有的仅表现为轻度红斑、丘疹，或风团、水泡，可伴有不同程度瘙痒、灼热、疼痛感。有的患儿被毒虫咬伤后皮损中央常有咬伤瘀点。严重的咬、蜇、刺伤可导致广泛的皮肤损伤或局部的组织坏死。患儿出现上述症状，要提前预约就诊。

患儿出现以下症状，要尽快到急诊就诊：伤口剧痛、瘙痒、灼热、红肿、长水泡、局部硬化等局部症状，发热、头晕、恶心、烦躁等全身症状，荨麻疹、口唇及眼睑水肿、腹痛、腹泻、呕吐等过敏反应。

严重者可出现喉头水肿、哮喘、呼吸困难、昏迷等，更应及时就诊。

家长能做什么？

孩子一旦发生了叮咬伤，不要让孩子搔抓，不可用热水冲洗，可先用胶布或胶纸粘去创伤处的毒毛，可用肥皂水或碱性水溶液冲洗创伤局部，以中和毒素。切不可使用刺激性较强的花露水、清凉油、姜、大蒜、牙膏等涂搽创伤局部，否则可能引起接触性皮炎，加剧病情。严重者要到正规医院就诊。

家长需注意的是，虫类叮咬不仅会直接损伤孩子的皮肤，还会妨碍孩子休息。严重者可发生全身反应及过敏性休克，甚至危及生命。虫类叮咬还可传播多种传染病，危害人类健康。

医生会怎么做？

一般会局部涂搽止痒剂（如炉甘石洗剂等）。对于瘙痒明显、皮疹严重者，一般会酌情给予抗组胺药。对于继发感染者，会给予抗生素治疗。

蜂蜇伤可用弱碱性溶液（如3% 氨水、肥皂水等）外敷，也可用10% 碳酸氢钠等外搽局部。黄蜂蜇伤可用弱酸性溶液（如醋）外擦局部，并试着取出蜂刺。全身症状较重者，应迅速到医院诊疗。蜂群蜇伤或伤口已有化脓迹象者可用抗生素。

蝎蜇伤的处理措施是立即在肢体伤口近心端扎上止血带，尽快吸出毒汁，用1：5000 高锰酸钾溶液或肥皂水冲洗伤口。出现全身反应或明显的皮肤红肿、水泡时，可口服抗组胺药及糖皮质激素。若出现心悸、虚脱、呼吸困难，甚至有休克症状，要及时抢救。

医生特别关注是否有全身过敏，是否有感染，是否有全身中毒症状等。

叮咬伤的预防

一、勿穿深色及花色衣物。有些虫类对深色及花色衣物很感兴趣，所以带孩子外出时，尤其是去花草树木较多的地方时，应避免穿深色及花色衣物。此外，黄色与绿色也容易招惹虫类，要注意。

二、可涂一些驱虫物质。在皮肤上涂搽啤酒酵母或蒜，可以驱虫。在外出前，用含氯漂白水做一次盆浴，也可以驱虫，因为虫子一般不喜欢此味道。也可外用避蚊避虫的液体。还可以使用风油精驱虫。对于年龄小的孩子，要在医生指导下使用此法。

三、搞好环境卫生，注意个人卫生，加强个人防护。

如，去公园玩耍要穿长袖衣服等。

四、教育孩子不要戏弄蜂巢，蜂在飞行时不要追捕，以防被蜇。

日光灼伤

日光灼伤又名"日光性皮炎"，俗称晒斑或紫外线红斑，是强烈日光照射皮肤引起的皮肤局部急性炎症。一般在暴晒后数小时内，暴露部位可出现红肿，甚至可起水泡。此为一种光毒反应，夏天常见。其反应程度常与光线强弱、照射时间、皮肤颜色、体质、种族等有关。

日光灼伤的症状

受伤局部皮肤于日晒后数分钟到 6 小时出现弥漫性

红斑，此种情况 1 ～ 1.5 天达到高峰，3 ～ 5 天后逐渐消退。红斑开始为鲜红色，以后渐变为暗红色或红褐色，消退后可遗留褐色斑。患儿可有烧灼、刺痛感，严重者除发生红斑、肿胀外，可发生水泡、糜烂。后者不久后会干燥、结痂，发生色素沉着或色素减退。若受伤面积较广，还可引发发热、恶心等全身症状。

日光灼伤的处理

如果日光灼伤引起了水泡、红斑、烫感、疼痛甚至全身不适，必须尽快就诊。

强烈日光照射皮肤后，患儿出现局部急性红斑、水肿性皮肤炎症，以及皮肤红肿、刺痛、水泡、脱皮等，需到医院就诊。

如果日晒面积范围较广，患儿出现全身症状，如发热、畏寒、头痛、乏力、恶心、全身不适、心悸、休克等，必须到医院就诊。

医生会根据晒伤程度确定治疗方案。

轻度晒伤

若受伤部位的皮肤发生弥漫性红斑，且红斑呈鲜红色，伴有灼热感，可用冰水湿敷受伤皮肤。一般每 2 ～ 3 小时湿敷 15 ～ 25 分钟即可。若受伤部位在脸部，应用冷水洗脸，并且不能使用洗面奶和香皂，同时停用护肤品。轻度晒伤 2 ～ 3 天内可痊愈。

中度晒伤

较重的晒伤一般表现为弥漫性红斑、明显灼痛、皮肤绷紧样肿胀。可用冰水湿敷；可外用皮质激素霜，如艾洛松（糠酸莫米松乳膏）、尤卓尔（丁酸氢化可的松乳膏）、宝龙康（复方酮康唑软膏）、可欣（复方酮康唑软膏）等，每日 2 ～ 3 次，搽于患处；可同时口服抗组胺药，如氯雷他定、西替利嗪等。

重度晒伤

重度晒伤伴恶心、心跳过速等全身症状，需要送急诊接受治疗。

医生会怎么做？

医生特别关注受伤皮肤的面积，是否伴有全身不适，是否有感染等。

至于治疗对策，主要分系统治疗和局部治疗。

系统治疗

轻者用抗组胺药，重者或疗效欠佳者可口服小剂量糖皮质激素、阿司匹林或吲哚美辛。

局部治疗

轻者局部外用炉甘石洗剂；稍重者行冷敷，应用糖皮质激素霜或浓度为 2.5% 的吲哚美辛溶液。

那么，家长能做些什么呢？

日光灼伤的相关症状往往在暴晒后 6 ~ 12 小时内出现，而且一般来说最明显的不适感出现在晒伤后 24 小时内。

如果孩子被日光灼伤后仅表现为皮肤发红、发烫，并伴有疼痛，家长可以为孩子做相关护理，如用凉毛巾敷被灼伤的区域、用干净的凉水为孩子冲洗患处等。

日光灼伤的预防

让孩子经常参加户外锻炼，增强皮肤对日晒的耐受能力。

每天上午 10:00 到下午 2:00，日光照射相对更为强烈，不宜让孩子外出。如必须外出，应打遮阳伞、戴宽檐帽子、穿长袖上衣和长裤等。可根据孩子的年龄，适当使用防晒霜。

只有阳光很强烈的时候
才有可能晒伤吗

　　事实上，真正有害的是肉眼看不到的光线。在雾天和阴天，孩子感觉很凉爽，更愿意到户外活动。殊不知，这种情况下孩子反倒可能比晴天接受更多紫外线照射。另外，海拔越高的地方，紫外线越强。

电击伤

孩子可因玩电器、攀爬电线杆、在无意中跨越高压电线时触及电线、放风筝时为取下缠绕在高压线上的风筝、触碰倒地电线杆上的电线等而发生电击伤。

电击伤的症状

人体被电击后，电击部位可发生不同程度的电灼伤。创面可能很小，但皮肤可能因碳化而发黑。电击伤可能深入肌肉骨骼。当人体触电时，肌肉会发生强烈收缩，可能使身体离开电源；也可能使身体紧贴电源，进而造成严重后果，如昏厥、呼吸中枢麻痹等，最终导致呼吸停止、心室颤动、心脏停跳等，以上情况称为"电休克"，如不及时抢救可导致死亡。

电击伤的处理

对触电或被电击的孩子进行抢救，要争分夺秒。

对于现场抢救，首先要做的是切断电源。切忌用手或潮湿物品直接接触孩子和电源。可用干燥木棍、竹竿、塑料物品等将接触孩子的电源移开。最有效的办法是立即关闭电源开关。因电击受伤的孩子应就地休息，避免走动。

轻度电击伤者，受伤部位可用碘伏消毒，并用消毒纱布包扎。重度电击伤者，应尽早到医院就诊。

若孩子面色苍白或青紫，意识丧失，应先观察有无有效呼吸。对呼吸、心跳停止者，可马上就地进行心脏按压和人工呼吸，并在抢救的同时尽快求助专业急救人员（如拨打120等）。专业急救人员到来之前，不要轻易搬动孩子。

在抢救时还要看一下孩子有无因电击导致的跌倒而造成的颅脑、骨骼、内脏等损伤。如有此种情况，应及时求助专业急救人员。

电击伤的预防

注意安全用电。家中各种电器的安装、使用要符合安全标准。对家中易发生触电的隐患部位，要及时检修。开关、插座、电线等都要放在或设置在孩子接触不到的地方。

平时教育孩子注意安全，比如不要玩灯具、插座等可能带电的物体，不爬电线杆，不在有电线的地方放风筝，雷雨天不在树下、电线杆旁、高层建筑墙檐下避雨，等等。

烧烫伤

烧烫伤是小儿外科急诊常见病。家长带孩子就诊时往往狼狈不堪，孩子因疼痛哭闹不已，家长则因孩子哭闹焦虑不安。烧烫伤有很多，如日晒伤、火烧伤或灼伤、热液（如热粥、热汤、热水等）烫伤、电击伤、化学品烧伤等。最常见的烧烫伤是热水烫伤。

烧烫伤的症状

临床上根据创伤面积区分不同烧烫伤的严重性。

生活中最常见的是Ⅰ度和浅Ⅱ度烧烫伤。Ⅰ度烧烫伤因为损害只累及表皮层，所以仅表现为皮肤发红、干燥、无水泡、有轻微灼痛感等。浅Ⅱ度烧烫伤可导致表皮层坏死，甚至使真皮浅层受到影响，具体表现为起水泡、肿胀、创面潮湿、灼痛明显、创面鲜红且有出血点或红白相间等。

对于深Ⅱ度和Ⅲ度烧烫伤，创面苍白、干燥，损伤的组织层较深。

计算烧烫伤面积，有一个简便的方法，那就是根据孩子的手掌面积计算创伤面积。一般来讲，五指并拢的整个手掌的面积，约占整个身体面积的1%。这种方法虽然不够精确，但是便于测算。

烧烫伤的处理

对于烧烫伤，家长能做什么？

首先让孩子远离热源。如发生热液烫伤，可在烫伤后立即用自来水浸泡创伤面，直至出水后疼痛减轻为此，这能够有效减轻损伤和疼痛感。创面过大不适用此种方法，小婴儿也不适用此种方法。对于化学物品导致的烧伤，应尽快脱掉衣服，将粘在皮肤或黏膜上的化学物品尽快去除，并用清水反复冲洗创面。如果孩子全身或躯干受累，可在温水桶中浸浴。一定不要试图用酸性或碱性液中和，否则不仅会因化学反应加重伤害，而且可能耽误治疗时机。

对于仅表现为皮肤发红、无水泡的Ⅰ度烧烫伤，可以外涂湿润烧伤膏等。

对于点状烧烫伤创面，可以使用含有薄荷成分的物质外敷，以减轻局部疼痛感。

医生在清理伤口时需要将创面的一切附着物清理干净，所以对于面积比较大、水泡较大的创面，不要涂牙膏等，可以先用保鲜膜保护创面，同时立即去医院就诊。

除小面积的Ⅰ度烧烫伤外，其余烧烫伤均应及时到医院就诊。

医生会根据患儿的病史、一般情况、创面情况、烧烫伤的深度和面积、是否存在休克表现等进行清创、抗休克等治疗。

在去除创面污垢后，一般会用碘伏进行擦拭，以将异物、污染物、坏死脱落的表皮除掉。直径小于2厘米的水泡可以保留，以待吸收。对于清创后的创面，可涂烧伤药膏，然后用多层干纱布适当加压包扎，或用专用敷料覆盖。在烧烫伤发生后头3天，渗出液较多，需及时更换外层敷料。若渗出液未浸透纱布，可于4～5天后再次换药。头面部及外阴部的创面在清创并外涂药膏后可以暴露，医生可能会简单包扎，然后叮嘱家长回家后解开暴露。

若烧烫伤面积超过5%，可能需注射破伤风人免疫球蛋白，应用抗生素。对于脱水的孩子，要给予补液治疗。

　　医生会根据孩子全身情况和创面情况定期换药及进行相应处理。如果孩子发热，首先要排除伤口感染的可能，医生在换药时会观察创面有无异常分泌物、周围有无红肿等，也可能行血常规检查了解感染类型，以便明确发热的原因。

　　烧烫伤范围大、程度深的孩子，创面愈合慢，一般需住院接受专业治疗。

烧烫伤的预防

在生活中要从生活细节预防小儿烧烫伤的发生。

孩子洗澡时，先放凉水，再兑热水。

不要将热汤、热水等置于孩子能够接触到的地方。

将腐蚀性化学物品放置于孩子接触不到的地方。

教育孩子不玩火。

别让孩子在厨房游戏。

别让孩子触摸电插座等带电物体。

溺 水

一般而言，溺水指人体因淹没或浸泡于水及其他液体中而产生呼吸道损伤等的状况。人在溺水 2 分钟后便会失去意识，4 ~ 6 分钟后神经系统便会遭受不可逆的损伤。

在全球范围内，溺水是儿童意外死亡的主要原因。全世界每年有数十万名儿童因溺水而死亡。当然，死亡并非溺水的唯一结局。有更多儿童因溺水留下了严重的神经损伤，甚至终身残疾。总之，溺水严重威胁着儿童的生命和健康，已成为重要的公共安全问题之一。

溺水自救常识

落水后要镇静，别慌乱。举手挣扎，会使人下沉。应尽量仰卧，使口、鼻向上露出水面。呼气要浅，吸气要深，这样可使身体勉强浮于水面。腿抽筋（肌肉痉挛）时，可用手握住痉挛肢体的远端，反复做屈伸运动。与此同时，要尽快呼救。

溺水援救常识

救护者应镇静，尽可能脱去外衣和裤子，尤其要脱去鞋子，然后迅速游到溺水者后方，用左手从其左侧腋下穿过握住其右臂，或拖住其头部，用仰泳的方式将其拖到岸边。救护者应防止被溺水者抱住，影响急救。万一被抱住，救护者应松开手使身体下沉，与溺水者脱离之后再施救。救护者也可向后推溺水者的脸，紧捏其鼻，使其松手。

若不习水性或不了解现场水情，不要轻易下水施救，应尽快请求专业救援。未成年人不宜下水救人。

溺水急救常识

一旦发现有人溺水，应立即拨打相关急救电话。溺水者离开水以后，可采取以下措施。

首先，保持呼吸道通畅。立即清除其口鼻内的泥沙、呕吐物等。适当松开其衣领、纽扣、腰带、背带等，但要注意保暖。必要时可用手巾、纱布将其舌头包裹后拉出，以保持呼吸道通畅。

其次，不要常规控水（倒水）。现在有研究建议，有人发生溺水后，不应进行常规控水。否则，一是可能延误抢救时机，二是可能引起误吸加重险情。因此，应根据实际情况决定是否要控水。若要控水，时间不宜过长，以免错过心肺复苏的最佳时机。若呼吸、心跳已停止，应立即进行心肺复苏。

最后，对于呼吸、心跳微弱或发生骤停的溺水者，要迅速进行胸外心脏按压以及人工呼吸，千万不可只顾控水，而延误呼吸、心跳的抢救时机。最好有两个人同时进行抢救。如果只有一个人的话，可轮流进行人工呼吸和胸外按压。在抢救途中，不能停顿，不要轻易放弃。

当然，在抢救溺水儿童的同时应尽快请求专业救助，并及时送医院进行进一步救治。

此外，还要注意，溺水者苏醒后要禁食，可用抗生素预防感染。

消化道异物

好奇是孩子的天性，遇到自认为新奇的东西，他们可能会放到嘴里尝一尝，如硬币、扣子、金属球、塑料玩具零件、图钉、大头针、别针、果核、纽扣电池等。孩子一旦误吞这些东西，就有可能发生消化道异物。这时候，家长不要惊慌，首先要观察孩子有什么症状，同时要了解孩子误吞了什么、吞了多少，这对后续的治疗至关重要。

消化道异物的症状

孩子发生误吞一般无明显症状。

若异物停留在食管狭窄处，可导致吞咽困难、干呕、咳嗽、憋气等症状。

若异物卡在胃肠道，可能导致腹痛、腹胀、呕吐、便秘等症状。

若异物卡在直肠，可引起大便疼痛、便秘等。

消化道异物的处理

一旦孩子吞食异物，家长首先要明确异物的情况以及孩子吞食异物的时间和出现的症状。医生需要从家长处获知详细情况。

对于吞食异物但无症状的孩子，一定要注意其大便的情况。可以在孩子每次排便后，在大便中查找相关异物。

在孩子误吞异物后，可以给孩子多吃一些富含粗纤维的食物，这样有助于异物排出。

如果在孩子的大便中一直没有发现相关异物，应及时就诊寻求专业医生的帮助。

儿童吞食无毒异物若无不适症状，可到门诊就诊。

儿童吞食可引发危险的异物，如纽扣电池、尖锐物品、黄金物品等，应立即到医院就诊。

小儿消化道异物较成人常见，异物种类多样，如硬币、扣子、小玩具球、首饰、钉子、大头针、别针、果壳、果核等。通常，异物都能够通过消化道排出。若异物卡在胃肠道、肛门等处，需要求助专业医生。

医生会询问孩子何时误吞了什么东西、有什么症状，然后会做相应的检查。如果异物中包含金属成分，可通过相关检查了解异物所在的位置。若孩子没有不适感，且确定异物进入了胃肠道，可以继续观察，等待其排出。如果孩子已经出现不适症状，在确定异物位置后可根据具体情况通过手术取出异物。

孩子误吞异物，
切勿盲目自行处理

　　在孩子误吞异物后，若异物停留在孩子的食道，孩子自觉有"噎"的症状，不要让孩子进食馒头等食物，企图把异物"顺"下去。否则，可能会造成食管损伤，甚至穿孔，导致严重后果。

对于有些在 X 线下不明显的异物，如患儿存在吞咽困难、进食呕吐等症状，应考虑异物位于食道，可通过 B 超或食道造影协助诊断。若症状严重，甚至有憋气的症状时，可能需要行急诊纤维镜检查取出异物。

对于误吞极少量水银的孩子，由于水银会沿重力方向下降到直肠而排出，一般不会发生汞中毒。因此，家长无须特别紧张。

医生特别关注所吞异物的种类、数量，吞食的时间，孩子的自觉症状等。

消化道异物的预防

好奇心重是孩子的天性，家长在看护时需要特别注意，尽量将"危险品"管理好。对于低龄幼儿，应尽量为其选择适合其年龄的玩具，尽量避免有许多细碎零件的玩具。对于学龄儿童，可以通过加强相关教育，减少误吞事件的发生。

对于低龄幼儿，不宜用口腔体温计测量体温。

在饮食方面，不要让孩子自己吃带果壳或果核的食物，如瓜子、核桃等。很多孩子尚不能在吃这些食物时将果壳或果核完全去除。

头外伤

由于活泼好动，对危险缺乏防范意识，孩子从 4 ~ 5 个月会翻身开始便容易遭遇摔倒、被门挤压、从高处落下、车祸、跌倒等危险。小于 5 岁的儿童玩耍时易发生磕碰，常伴有头外伤。

头外伤可能是开放性的，也可能是闭合性的，可以引起头皮外伤、颅骨骨折、出血、意识改变等。大部分头外伤不会导致严重的后果，当然具体情况需要医生给予评估。有一部分头外伤会造成严重的脑损伤。

头外伤的症状

头外伤症状可能即时出现，也可能晚于创伤事件发生之时数小时甚至数天出现。发生头外伤时，颅骨可能是正常的，但颅内有出血或肿胀。当然，头外伤也可能导致颅骨凹陷。

严重的头外伤可能伴有脊柱损伤。有些头外伤可伴有脑功能损伤。

头皮损伤的主要表现是表面瘀血、肿胀。头皮裂伤则主要表现为出血。

颅骨骨折或颅内损伤、出血的主要症状是昏迷、烦躁不安、剧烈头痛、频繁出现喷射状呕吐等。

颅底骨折的主要症状是有血性或淡黄色液体从耳、鼻流出。

头外伤的处理

头皮裂伤导致出血，要立即到医院处理伤口。如果孩子在受伤后有意识不清、晕厥等表现，之后又有烦躁、哭闹不安、脸色苍白、肢体湿冷、频繁呕吐、精神萎靡等表现，应及时到医院就诊。

孩子发生头外伤后均应到医院就诊。孩子若有神志不清，鼻子或耳朵出血，坐、爬、走时平衡失调，严重、顽固的呕吐等情况，需立即就诊。

医生会怎么做呢？

头皮血肿或轻微裂伤，在门诊即可治疗。孩子若有脑外伤反应，可回家观察，定期复查。孩子若有轻微颅内出血，至少需要留院观察 1 ～ 3 天，医生会给予止血及防感染治疗。之后，若出血量无增加、病情平稳，可出院静养。孩子若发生严重的颅脑损伤，需住院治疗。

需要提醒的是，一旦孩子发生头外伤，家长要保持冷静，并迅速寻求专业帮助。

如果孩子神志不清，应怀疑有脊柱损伤，不要轻易挪动孩子，同时尽快寻求专业帮助。

要确定孩子有无心跳、呼吸，必要时要施行心肺复苏术。

可问孩子一些基本的问题，如"我是谁？""我们在哪里？""今天是星期几？"等，以判断孩子的意识状况。

如果孩子神志清醒，没有明显的症状，可以做如下处理。冷敷肿胀部位，但要注意不断更换位置，以免引起局部冻伤。用干净的纱布直接按压伤口以止血，至少按压 15 分钟。在孩子发生损伤后 2 小时内仔细观察孩子的基本情况，尤其要多观察瞳孔。鼓励孩子多躺下休息。

孩子伤后入睡是正常的，通常能够唤醒，但家长要仔细观察孩子呼吸是否有问题。

孩子清醒时，可以喂一些清水，观察孩子有没有呕吐。

没有医生指示，不要给孩子吃止疼药。

如果怀疑孩子颈部、脊柱发生损伤，除非有威胁生命的状况发生，一般不要移动孩子。

在出血多、伤口深的情况下，不要冲洗伤口。

戳在伤口内的东西不要自行取出。

头外伤的预防

不要让孩子自己在没有护栏的床或沙发上睡觉、玩耍。

不要抱着孩子在湿滑的地面行走。

孩子睡觉的床周围避免摆放硬物。

带孩子外出游玩时，要有专人看护孩子。

驾车带孩子外出，应根据需要使用儿童安全座椅。

孩子骑自行车、玩滑板车时要佩戴头盔。

桡骨小头半脱位

桡骨小头半脱位，也叫"牵拉肘"，是一种很常见的小儿损伤。人体上肢腕和肘之间最长的骨头（位于前臂外侧）称为"桡骨"。桡骨小头在肘侧，如果脱离肘关节腔正常的位置，称为"桡骨小头半脱位"。此症在4岁前儿童身上最为常见，在2～3岁儿童身上发病率最高。7岁以后的儿童极少发生此症。

此症多由外力牵拉导致，尤其是手臂伸直时的过度拖拽。家长拉着孩子的手，孩子突然摔倒时，极易发生桡骨小头半脱位。

桡骨小头半脱位的症状

发生桡骨小头半脱位后，孩子会哭闹，不愿使用患肢。此外，患肢一般处于被动下垂状态，孩子主动或被动旋转前臂或做屈肘动作时会哭闹或抗拒。

桡骨小头半脱位的处理

家长能做什么？

在孩子伸直手臂时，应避免过度拖拽孩子。日常生活中，应避免"举高高"的游戏。

突然发现孩子不愿意动胳膊时，要考虑是否存在桡骨小头半脱位的问题。

医生会怎么做？

孩子出现相关症状时，应及时就诊，医生会进行复位治疗。对于病史不清的孩子，可能需要拍摄 X 线片以排除骨折。

桡骨小头半脱位的预后

此症预后良好。随着肘部发育的成熟，4 岁以后孩子发生此种情况的可能性明显减少。

创伤后关节脱位

创伤后关节脱位的症状

创伤后关节脱位的患儿往往有明确的外伤史，此症具体表现为局部肿胀、疼痛，肢体变形，关节活动受限等。

创伤后关节脱位的处理

发生此种情况，应及时就医，行 X 线检查，并根据病情进行相应治疗。在去医院就诊途中，家长要保护好孩子的受伤部位，千万不要试图将变形的部位恢复原状。如果皮肤表面有出血伤口，可以用无菌纱布或干净的衣物、毛巾等加压包扎伤口，减少出血。

在赶往医院途中，尽量不要让孩子进食任何东西甚至水。有些外伤需要在麻醉情况下进行治疗，为了保证安全，麻醉前需禁食、禁水。如果进食，可能延误治疗时机。

骨　折

绝大部分骨折是由外伤引起的。如果孩子受伤后，受伤部位疼痛、肿胀、变形、不能活动，就要怀疑发生了骨折。

四肢骨折及紧急处理

如果孩子的受伤部位在四肢，不要试图将肿胀、变形的肢体恢复至正常位置，可以就地取材，用一些比较硬的东西将孩子的患肢固定住，如硬纸板、木棍等。

　　固定的范围应包括受伤部位两端的关节，以免在孩子去医院就诊的过程中加重伤情。如果找不到可以固定的东西，可以将受伤部位与身体进行固定。如一侧下肢受伤，可以将两条腿绑在一起。如果是胳膊受伤，可以将其与躯干绑在一起。

开放性骨折及紧急处理

　　开放性骨折除伤口处大量出血外，有时也可以见到骨头的折断端自伤口处穿出。这时，可用无菌纱布或干净的衣物、毛巾等覆盖或包扎伤口，但是不要试着将骨头的折断端推回复位。

　　一旦孩子发生开放性骨折，应尽快就医，并进行相应治疗。

脊柱骨折及紧急处理

如果孩子的颈部、腰背部受伤，当下若没有生命危险，不要随便移动孩子，要立即寻求专业救助。

脊柱骨折往往伴随脊髓损伤，贸然移动孩子可能导致已经发生骨折的脊椎错位，进而导致更加严重的后果。正确做法是，让患儿仰卧，立即寻求专业救助。

踝扭伤

踝扭伤是儿童最常见的急性运动损伤，即连接骨头的支撑组织——韧带受伤了。踝是连接腿骨和足骨的重要关节。踝扭伤一般发生在运动时。比如，脚突然向外侧翻转，以致身体的重心一时间移到了足外侧。这种拉伸力甚至能把韧带撕裂。严重者腓骨的最下端会发生骨折。

踝扭伤可以发生于任何运动，最常见于跳跃性运动，如篮球、体操等。有时候，孩子在不平的地上玩耍也容易发生踝扭伤。

踝扭伤的症状

踝扭伤的主要症状为局部疼痛、肿胀、皮肤变色。由于脚踝不能承载身体重量，患儿不能正常站立、走路。

踝扭伤的处理

医生会怎么做？

医生会做物理检查，以及踝关节的 X 线检查，在没有骨折的情况下一般会给予固定、制动。

家长能做什么？

让孩子在扭伤后的 2 ~ 3 天里充分休息、制动。

发生严重疼痛时，可根据医生建议使用止疼药缓解疼痛。

当疼痛完全消失，可以尝试锻炼，做康复运动。

踝关节扭伤患儿大多预后良好，但需要一定时间实现完全康复。

此后，要避免曾经受过伤的踝关节再次发生损伤。可以在伤好后几个月内使用护踝，以避免再次损伤。

踝关节扭伤治疗的"RICE"原则

R，即 rest（休息）。一般不要用伤侧下肢负重，尤其是站立时疼痛的情况下。

I，即 ice（冰冻）。让受伤部位温度降低，可减轻炎症反应。可每日每隔 2 小时冰敷 20 ~ 30 分钟（非睡眠时），直到休息时没有疼痛为止。

C，即 compression（加压）。用弹力绷带包裹踝关节，并适当加压，可减轻肿胀。

E，即 elevation（抬高）。将踝关节抬高，并高于心脏位置，可减轻肿胀，促进恢复。脚踝下可以垫一个枕头。

软组织损伤

软组织损伤包括擦伤、挫伤、扭伤、裂伤、软组织异物伤等。

擦伤及紧急处理

一般指皮肤表面的损伤，具体包括表皮损伤和真皮损伤。损伤深浅不同，具体表现以及愈合情况也有所不同。表皮轻度擦伤，伤口几乎不出血，略有痛感，一周左右即可愈合，且不留瘢痕。如果损伤深及真皮，则可有出血，创面的渗出物也比较多，疼痛明显，愈合时会结厚痂，有时会形成瘢痕，愈合时间往往超过两周。

局部创面用碘伏消毒后可用过氧化氢及生理盐水清理。注意，若有异物应去除，然后可外涂消炎药膏。若创面较大，应予以包扎并定期换药。创面大、创面污染重的患儿，应根据医生的建议注射破伤风人免疫球蛋白。

挫伤、扭伤及紧急处理

挫伤和扭伤在小儿中很常见，一般指表面皮肤完整的皮下软组织损伤。主要表现是受伤后局部肿胀、疼痛，外观上有时表现为青紫色。很多时候，挫伤与擦伤、裂伤同时存在。

扭伤多发生于四肢关节，一般表现为皮肤完整、局部肿胀疼痛、关节活动受限等。很多时候，发生扭伤后，需要到医院就诊并拍摄 X 线片，以排除骨折或骨损伤。

除及早到医院就诊并接受相应治疗外，家长还应注意以下几方面。因为在受伤早期热敷可能导致局部肿胀和疼痛加重，所以受伤早期宜冷敷（伤后 24 小时内），或通过加压包扎以缓解组织出血肿胀。在受伤早期和不明确损伤的内部情况时，尽量不要剧烈地按摩，避免加重患处的肿胀或加重伤情。如损伤部位在四肢，应制动或减少患肢的运动，并将其抬高。

裂伤及紧急处理

裂伤指皮肤全层及皮下软组织裂开的创伤，通常因跌落、锐利物（如小刀、玻璃等）切割、局部暴力（如挤压、撕拉等）等引起。裂伤出血比较多，尤其是头部裂伤。当孩子发生裂伤时，家长可立即用干净的纸巾、手绢等压迫伤口止血，也可用碘伏对伤口进行消毒，同时及时到医院就诊，不要按照所谓的"偏方"在伤口处涂抹任何东西。医生会清创，缝合，注射破伤风人免疫球蛋白，并会根据伤情应用抗生素。

软组织异物伤及紧急处理

　　人体在受到外力发生损伤时，异物可能留存在人体组织内，如竹木刺、针头、玻璃碴儿、沙石、土屑等。表皮软组织异物伤以竹木刺伤最常见。很多时候由于异物位置较浅，家长通常能够自行将其取出。取出异物时，应注意创面和工具的消毒。如果异物较深，需要及时就医。体内的异物可随身体的活动而发生位置变化，所以在异物取出之前可能需要进行 X 线、B 超等检查以确定异物的位置。有一些深部的异物甚至需要在麻醉的情况下通过手术取出。

异物留存体内的表现

伤口愈合慢或不愈合，反复出现炎症反应，甚至形成窦道。

伤口局部组织可能坏死、化脓，之后可能因异物随脓液排出而痊愈。

异物若被组织包裹，伤口下可出现硬结，有压痛感。

出　血

出血对于孩子来说是件很恐怖的事。相对来讲，头皮、手指出血相对较多。

出血一般是无法预料的，安抚孩子的情绪，让孩子减少紧张、哭闹，有助于止血。

出血的症状

出血一般可分为外出血和内出血。

外出血的表现

外出血一般可分为动脉出血和静脉出血。

动脉出血的主要特征是出血较快，血液像小喷泉一样喷涌而出。静脉出血的主要特征是出血较慢，血从伤口处慢慢流出。

内出血的表现

内出血是出血的一种，具体指流出血管的血留在了身体内部。

呕吐物含有鲜血或者咖啡样物、遭遇车祸或者外伤后腹部不适、大便中带血、排黑色大便（柏油样大便）、痰中带血、咳出鲜血、发生外伤后意识渐渐不清等，均可能存在内出血的情况。

失血性休克的表现

失血性休克不同时期有不同表现。轻者可表现为面色苍白、头晕、出冷汗、四肢发凉、意识改变等。重者可表现为呼吸窘迫、器官衰竭，甚至死亡。

出血的处理

孩子发生休克、伤口较深、出血量大，甚至有内出血的征象，均应尽快到急诊就诊。

在等待专业救助期间，家长要一直陪着孩子，让孩子躺好，安抚其情绪。如果怀疑孩子头或颈椎发生损伤，千万不可移动孩子。

对于小伤口，可以先用流动的清水将伤口表面冲洗干净，然后用碘伏等消毒，再用无菌纱布包扎。

如果伤口比较大或出血较多，可先用清水冲洗表面污垢，再用无菌纱布包裹并压迫伤口以减少出血。

如果伤口位于肢体的一端，可以压迫其上方的血管以起到止血的作用。

如果纱布很快被血渗透，不必将原先的纱布取下，可以直接在外面继续覆盖无菌纱布并加压。

处理头皮出血，首先就是加压，可用无菌纱布或者干净的布在伤口上用力加压至少2分钟；其次是评估伤口的严重程度，可用干净的水冲掉伤口上的血迹，使伤口暴露，以了解是动脉出血还是静脉出血。

对于动脉出血，可用无菌纱布或清洁的布覆盖在伤口上，然后用两手迅速按压，用力要大而且要保持足够的时间。压力大，孩子也许会比较疼，但是必须坚持按压。如果血液浸湿纱布，可在原有纱布上面加一块继续按压，不能移走原来的纱布。

对于静脉出血，可用厚的无菌纱布覆盖伤口，并直接加压。静脉出血相对比较好处理。同理，如果血液浸湿纱布，可在原有纱布上面加一块继续按压，不能移走原来的纱布。千万不要轻易去除伤口上的血凝块。

一般来讲，使伤口高于心脏位置，可减缓出血。一旦孩子觉得非常疼，可能有骨折，不要轻易挪动伤处。

肢体断离

人体遭遇碾轧或切割，可能发生肢体断离。遇到这种情况，应对断肢加以妥善保存，同时尽快寻求专业救助。

肢体断离的处理

一旦孩子发生此种情况，家长在等待专业救援时，应注意以下情况。

不管肢体是否断离，首先要赶紧止血和保护伤口。可用无菌纱布或洁净毛巾加压包扎伤口，禁用任何其他东西涂抹伤口，以防发生感染。有条件时可扎止血带，要在伤处的近心端扎止血带。之后，每隔 30 ～ 40 分钟适当将止血带松开，以避免肢体缺血坏死。对于未完全断离的肢体，包扎好伤口后应用夹板固定，以免再度受伤。若孩子的手指被夹在机器中，要注意保护手指的完整性，不要转动机器，也不要强力拉出。

当然，更重要的是，要对断离的伤肢进行合理的处理。可将断肢放入干净的塑料袋内，并在断肢周围放些冰块，但不能让断肢直接接触冰块，以防断肢冻伤。

另外，切勿把断肢放入生理盐水等溶液中浸泡，否则可能使断肢发生肿胀，影响再植成功率。断肢创面也不能涂各种药物。断肢再植的最佳时间是伤后 6 ～ 8 小时以内。

猫、狗咬伤

喜欢小动物是孩子的天性，而且现在不少家庭也饲养宠物。日常生活中，最常见的动物宠物是猫和狗。如孩子不小心被猫、狗抓伤、咬伤，伤口局部会出现红肿、疼痛，严重的可发生淋巴管炎、淋巴结炎、蜂窝织炎等。如果猫、狗染有狂犬病病毒，可导致更严重的后果。那么，孩子被猫、狗咬伤后应该怎么办呢？

猫、狗咬伤的处理

要第一时间冲洗伤口，以把沾染在伤口上的污物、动物唾液等冲洗掉。冲洗前应先挤压伤口，尽量排出带毒液的污血，但不能用嘴去吸伤口处的污血。如果伤处在四肢，可在伤口上方使用止血带。之后，要用大量的清水清洗伤口。

猫、狗咬伤的伤口创面小，但比较深，所以清洗时必须掰开伤口，让其充分暴露，以实现完全冲洗。冲洗后可用干净的纱布盖上伤口。

然后，要立刻前往医院寻求专业帮助，并根据医生建议尽快注射狂犬疫苗。

被其他动物，尤其是野生动物咬伤后，也应咨询医生是否需要接种狂犬疫苗。

中　毒

中毒在儿童伤害中占很大比例，一半以上发生在6岁以下孩子身上，严重威胁着孩子的生命和健康。如果家长防范意识强，大多数中毒事件是可以避免的。

儿童可能通过误服误食毒物、皮肤接触毒物、毒物入眼、吸入毒气等发生中毒反应。

误服误食中毒及处理

孩子误服误食后会出现中毒反应的常见物品有成人

用药（如降压药、降糖药、安眠药、避孕药等）、洗涤剂、消毒剂、燃油、生扁豆、蓖麻子、毒蘑菇、杀虫剂、灭鼠药、蟑螂药、农药等。有时儿童用药过量也容易引起中毒。

如何早期发现孩子误服误食中毒

孩子误服误食中毒后会有哪些表现呢？

大多误服误食中毒的孩子会出现腹部疼痛，并伴有恶心、呕吐、腹泻、原因不明的呕血、排黑便等。

部分误服误食中毒的孩子会出现心悸、面色苍白、四肢发冷、大汗淋漓、心率改变等。

有些误服误食中毒的孩子可能会出现嘴唇及全身麻木，并伴有眩晕、全身无力、视物不清、烦躁不安等，严重时可出现抽搐、嗜睡、意识不清、昏迷等全身中毒反应。

发现孩子误服误食中毒该怎么办

一旦发现孩子误服误食中毒，要立即寻求专业帮助。在得到专业帮助之前，对孩子进行家庭急救，可减轻毒物带给孩子的伤害。如果家长不清楚毒物性质及该如何处理，一定要尽快寻求专业帮助，轻易不做处理，以免对孩子造成二次伤害。

孩子误服毒副作用较小的药物或误服少量可导致中毒反应的药物，或是误食可导致中毒反应的植物性食物，如毒蘑菇、生扁豆、蓖麻子等，应先让其大量饮水，以稀释体内的药物或有毒物质。

之后，可把手指放到孩子的舌根处，刺激其喉部，快速催吐，尽量减少胃部对药物或有毒物质的吸收。

若孩子咬碎水银体温计，不必过于惊慌，应先清理孩子的口腔，以免玻璃碴儿扎破孩子的口腔，之后尽快带孩子到医院就诊。

如果孩子误服碱性液体，如洗发水、肥皂水、小苏打溶液等，或酸性液体，如消毒液等，应立即带孩子到医院就诊。

如果不确定孩子误服误食了什么，且孩子有意识不清、抽搐等症状；或者孩子本身有基础疾病（如先天性心脏病等），误服误食了农药、油漆等，更要尽早寻求专业帮助。在等待专业救助期间，家长可以做以下准备工作。

一、确定孩子误服误食的物品，最好能找到相关物品的说明书，并弄清楚孩子误服误食的时间以及误服误食量。

二、可用干净器皿或保鲜袋留存孩子的呕吐物或尿液，以便到医院后医生有针对性地筛查毒物并进行救治。

三、看护孩子及了解孩子误服误食情况的人最好能陪同孩子去医院就诊，以方便医生问诊。

四、如果不确定孩子误服误食了什么，最好仔细查看相关迹象，要把可疑的物品连同包装、说明书带至医院。

如何预防孩子误服误食中毒

预防孩子误服误食中毒，家长的安全意识最关键。很多误服误食中毒事件在日常生活中是可以避免的。具体来讲，家长应注意这样一些情况。

把家里所有药物放在孩子拿不到的地方。

不要用糖果盒等容器盛放药物。

不要用儿童药物包装盒（袋）盛放成人药物。

喂孩子吃药要严格根据说明书或谨遵医嘱。

每天需要服用避孕药、降压药等药物的家长，尽量不要在孩子面前服药。

洗涤、消毒用品及农药要放在孩子拿不到的地方，不要用饮料瓶存放这些用品。

去野外时要看护好孩子，谨防孩子误食有毒野果、蘑菇等。

杀虫剂、灭鼠药等要放到孩子绝对接触不到的地方。

公共草坪可能会有灭鼠药，带孩子外出玩耍时一定要看护好孩子，不要让孩子随便捡东西往嘴里放。

尽量使用电子体温计。

教育孩子不能随便把拾到的东西放到嘴里，吃任何东西都要经过大人的确认。

皮肤接触毒物中毒及处理

如果不慎把各种洗涤用品甚至农药洒在孩子身上，应立刻寻求专业帮助，同时尽快脱掉孩子的衣物，用常温清水至少冲洗 15 分钟，不要随意涂抹任何膏剂。

之后，带着孩子及相应有毒物质包装、说明书到医院就诊。

毒物入眼及处理

如果有毒物质进入孩子的眼睛，应立即寻求专业救助。

等待救助的同时可用洁净的手把孩子眼睑分开，并用洁净的水反复冲洗孩子的眼睛。

吸入毒气及处理

日常生活中最常见的有毒气体为一氧化碳。如果孩子大量吸入一氧化碳等毒气，应立即寻求专业帮助，同时把孩子抱到一个空气流通较好的地方。

如果孩子没有呼吸，应该立即做心肺复苏。

脱　水

简单来讲，脱水就是人体水分不能满足正常的新陈代谢活动。人体 60% ~ 70% 都是水分，年龄越小，人体含水比例越高。很多因素都会造成人体液体含量不足。年龄小且偏胖的孩子的脱水症状一般不是很典型，容易被忽略。

什么情况下会导致脱水

摄入少

由于疾病等原因吃得少、喝得少，可能导致脱水。

胃肠道丢失

这是最常见的原因。很多疾病造成的反复呕吐、腹泻，特别是短时间内排出大量水样大便，可能导致脱水。有时候，小婴儿出现一两次大量稀便（水分多）就可以造成脱水。

皮肤丢失

运动后或吃退热药后大量出汗、严重烧伤、一些严重的皮肤疾病都可能导致脱水。

肾脏病变

肾脏病变可导致四肢浮肿，特殊情况下可导致脱水。

糖尿病

患糖尿病后，频繁多尿也可导致机体脱水。

如何预防脱水的发生

孩子患病时不喜进食，甚至滴水不进，应该在医生指导下给予补液治疗（口服补液或者静脉输液），以保证基本的生理需要。

孩子出现腹泻、呕吐等情况，应及时诊治，必要时要补充丢失的液体，谨防脱水。

孩子在高温天气、大量运动后应及时补充水分。

肾病综合征患者出现明显浮肿、腹腔积液、胸腔积液时，应及时对症治疗并积极补液。

一旦发现孩子尿多，应警惕糖尿病，积极带孩子查血糖，并及时就诊，根据医生建议酌情补液。

孩子脱水的症状

口渴明显。

精神状况差，特别烦躁。

哭时没有眼泪或者眼泪少。

尿色深黄，尿量少，甚至 6 小时以上不排尿。

嘴唇干燥，口腔黏膜干燥，舌头有干刺。

皮肤没有弹性，眼窝凹陷。

小婴儿前囟未闭时，囟门凹陷。

上述表现均为中度脱水表现。轻度脱水仅表现为尿量明显减少。手脚冰凉、皮肤发花是非常严重的脱水症状。一旦孩子有摄入量不足、排水过多、尿色深黄、尿量明显减少等情况，家长一定要警惕。

孩子脱水有什么危害

脱水可影响很多脏器的正常运转，导致心功能受损、抽搐等。

脱水会导致体内酸性物质过度堆积，从而导致酸中毒、电解质紊乱等。

严重脱水会危及生命。

孩子发生脱水怎么办

如果发现孩子出现脱水症状，应及时带孩子到医院就诊，让医生评估孩子是什么程度、什么性质的脱水，以及应如何补充液体。

医生一般会通过查体及一些化验，如血气电解质分析等，明确病因并给予补液以纠正脱水。

孩子发生轻度脱水时，一般状况好，呕吐不剧烈，可以按医生指示口服补液盐补充液体及电解质。新生儿不能口服补液盐。千万不要自行让孩子补充大量白开水，因为孩子丢的不仅仅是水，还有一些电解质。

孩子若发生严重脱水，建议留院通过静脉补液治疗。中重度脱水多伴有酸中毒及电解质紊乱，医生会根据患儿排尿情况、血气电解质情况建议补充不同成分的液体。

如何判断孩子的脱水已经纠正

孩子出现如下情况，说明脱水已纠正。

一、精神好转，如无嗜睡、无烦躁不安等。

二、哭时有泪。

三、尿量正常，尿色清亮。

四、口腔黏膜湿润。

五、眼窝无凹陷。

六、皮肤有弹性，无花纹。

七、手足温暖。

孩子脱水纠正后应注意什么

积极治疗导致脱水的疾病或脱离造成脱水的环境。

积极补充水分及电解质。

每日维持正常的摄入量。如果摄入不足，有再次脱水的可能。

密切观察孩子，以尽早发现孩子再次发生脱水的迹象。

热射病（中暑）

　　提起热射病，很多人一定觉得有点儿陌生，其实它就是我们通常说的中暑较重的情况。具体来讲，热射病指因高温引起人体体温调节功能失调、体内热量过度积蓄，从而引发神经器官受损情况。热射病其实就是重症中暑，是一种致命性疾病，病死率高。

　　该病通常发生在高温同时高湿的天气，多发生于长时间在高温下工作的人，或有一些基础疾病的人。儿童发病率不高，所以下面我们主要谈一谈普通中暑。

孩子什么情况下易中暑

在大气温度较高（大于32℃）、湿度较大（大于60%）、无风的环境，长时间大量运动，又未采取充分防暑降温措施的缺乏高热环境适应者易发生中暑。

孩子中暑的临床表现

中暑的突出表现是高热。一般孩子中暑时体温可达38℃～39℃，严重的中暑者体温甚至可达41℃。

发病初期患儿出汗较多，后期反而无汗。通常，患儿皮肤干而灼热，面部潮红。无汗时，患儿体温往往会进一步迅速升高。

可伴有口渴、精神萎靡或烦躁不安、惊厥或昏迷，甚至并发脑水肿、呼吸衰竭、循环衰竭、重要脏器（如肝、肾、心等）功能损害等。

孩子中暑可能需要做的化验和检查有血生化、血气电解质、血糖、血常规、凝血功能、心电图等。

孩子中暑应该怎么办

立即脱离高温环境

孩子中暑后应立即带其脱离高温环境，将他转移至树荫下、空调房（25℃左右较为合适）等通风、阴凉的地方。降温方式要温和，避免骤降。不应将中暑的孩子立刻抱进温度过低的空调房。

物理降温

孩子中暑后应多休息，平卧，保持呼吸道通畅，可脱去或松开衣服。家长可给孩子做物理降温，可用湿毛巾擦拭孩子全身（如脖子、腋窝、大腿根部等）降温，也可用毛巾、手绢等湿敷孩子的额头降温。

药物祛暑

孩子中暑后，家长可以在医生指导下让孩子口服适量中成药，如人丹、十滴水等。大点儿的孩子中暑后可在医生指导下口服藿香正气水等，还可以在额部、太阳穴涂抹清凉油、风油精等。但是，千万不要擅自给孩子吃退热药、抗生素等。并且，严重的中暑一定要尽早送医，以免延误治疗时机。

饮食调理

孩子中暑后，在意识清醒的情况下，可多饮淡盐水，补充水分、盐分。如果孩子情况有所好转，家长可以给孩子喝绿豆汤、冬瓜汤等，也可给孩子喝鲜果汁，让孩子吃西瓜等水果，但是不要给孩子吃过凉、过油腻的食物。

及时送医院就诊

孩子症状严重，出现精神萎靡、烦躁不安、惊厥、昏迷、抽搐、少尿、肢端发凉等症状时，应立即送医院就诊。

中暑的预后

轻中度中暑经过积极干预治疗后大多预后良好，基本不会留有后遗症。重度中暑——热射病死亡率较高，不过家长放心，孩子发生热射病的概率很低。

如何预防孩子中暑

避免让孩子在高温下、通风不良处剧烈活动，别让孩子穿不透气的衣服活动。如在高温天气带孩子外出，注意做好防暑降温工作，并适量进食含盐饮料以不断补充丢失的水和电解质。尽量避免高温下带孩子长时间在户外进行剧烈活动。

一旦孩子中暑，不要过度惊慌。若积极采取适当的护理措施，酌情送医院就诊，孩子的情况会很快好转。

低温损伤和冻伤

低温损伤和冻伤指人体暴露在寒冷环境下所发生的两种伤害。低温损伤指人体长时间暴露在寒冷环境下，以致体温持续低于35℃。冻伤指人体某个部位长时间暴露于寒冷环境所发生的局部损伤，常发生于手部、手指、面颊、耳朵、鼻子、脚趾等部位。孩子体脂含量低、体表面积相对大、散热快，因此比成人更易出现低温损伤和冻伤。

什么情况下会发生低温损伤和冻伤呢？长时间在水边玩耍，落入冰冷的湖水，易发生低温损伤。长时间暴露在寒冷的环境，而未采取适当保暖措施，易发生冻伤。

低温损伤及处理

低温损伤的症状

体温持续低于 35℃，以致出现寒战。

肌无力，行动迟缓。

无知觉，麻木，甚至昏迷。

嗜睡，幻视，语无伦次。

孩子出现低温损伤该怎么办

马上寻求专业帮助。

尽快把孩子转移到温暖的环境。

为孩子脱掉湿冷的衣物，并用毯子、被子、外衣等包裹孩子。

给孩子喝温热的水。

一定不能把孩子安置于可直接加热或产热的热源上，如电热毯、化学原理产热毯、暖气片、壁炉等。

冻伤及处理

冻伤的症状

冻伤局部无知觉、麻木。

冻伤局部出现水泡。

冻伤局部组织肿胀。

冻伤局部复温过程中可出现麻木感、烧灼感、疼痛、跳痛等。

冻伤部位复温时可出现局部红肿。

冻伤部位局部发黑。

孩子出现冻伤该怎么办

紧急寻求专业帮助。

将孩子冻伤部位衣服脱去，观察冻伤部位皮肤变化。

轻轻将孩子冻伤部位举高，以减轻局部疼痛及肿胀。

用纱布等把冻伤局部（如手指、脚趾等）分开，以免粘连在一起。

用消毒纱布覆盖破溃的水泡。

一定不能把孩子安置于可直接加热或产热的热源上，如电热毯、化学原理产热毯、暖气片、壁炉等。

不要把水泡弄破。

不要揉搓冻伤部位，否则可能进一步造成皮肤及皮下组织损伤。

低温损伤及冻伤的预防

冬天要注意保暖，尤其是在外出的情况下。由于孩子头部散热较快，更需要注意孩子头部保暖。天气冷的情况下，可通过饮食补充热量。

也要注意孩子脚部保暖。由于孩子容易出汗，应尽量保持鞋内干燥。冬天别带孩子在不牢固的冰面玩耍或穿行，以免落入冰水中。

过敏性休克

孩子对食物、药物、虫类叮咬的过敏反应是比较快的。过敏性休克是最严重的过敏反应，通常在接触过敏原很短的时间内即可发生。

一旦家长知道孩子对哪些物质过敏，要尽量避免孩子暴露于相关过敏原。一旦孩子发生过敏，家长要知道如何处理。

常见的可引起过敏的食物有坚果、带壳的海鲜、某些植物的种子（如芝麻、瓜子等）、某些水果（特别是热带水果）、鸡蛋、鱼、小麦、牛奶、玉米、巧克力等。

常见的可引起过敏的药物有抗生素、某些局部麻药、阿司匹林、肝素、胰岛素、免疫球蛋白、非甾体抗炎药、激素、某些疫苗等。

过敏性休克的症状

孩子发生过敏后可出现如下症状：皮肤发红或发灰；风疙瘩（荨麻疹）；身体的一些部位（如嘴唇、面部、舌头、耳朵等）出现水肿；由于喉头水肿，出现喉鸣音、呼吸困难、喘息；紧张，烦躁；痒感明显；惊厥；意识丧失；休克；等等。

过敏性休克的处理

孩子若出现过敏性休克，必须立即到急诊就诊。

过敏性休克的预防

一旦明确可引起孩子严重过敏反应的过敏原，应尽全力让孩子避开。可让孩子随身携带明确的过敏原清单，以在出现过敏反应时快速给急救人员提供相关信息。